Jean-Nicolas Corvisart,
Premier médecin de Napoléon Ier

(1755-1821)

Médecine à travers les siècles

Collection dirigée par le Docteur Xavier Riaud

L'objectif de cette collection est de constituer « une histoire grand public » de la médecine ainsi que de ses acteurs plus ou moins connus, de l'Antiquité à nos jours.
Si elle se veut un hommage à ceux qui ont contribué au progrès de l'humanité, elle ne néglige pas pour autant les zones d'ombre ou les dérives de la science médicale.
C'est en ce sens que – conformément à ce que devrait être l'enseignement de l'histoire –, elle ambitionne une « vision globale » et non partielle ou partiale comme cela est trop souvent le cas.

Dernières parutions

Michel A. GERMAIN, *L'autisme. Histoire et controverses*, 2026.
Michel Marc GENTILHOMME, *Histoires de chirurgie et de chirurgiens. Errances et fulgurances*, 2025.
Pierre AUBRY et Bernard-Alex GAÜZÈRE, *Charles Dellon. Médecin rescapé de l'Inquisition de Goa (1673-1677)*, 2026.
Martine MAAREK, *La fabuleuse histoire de la cardiologie. 3 000 ans de découvertes*, 2025.
Guy ROBERT, *L'émancipation de l'odontologie française. Une longue marche*, 2025.
Philippe VIOLAS, *Les bossus au cours de l'histoire. Perceptions profanes et scientifiques*, 2025.
Yves CATONNÉ, *Grands médecins de Martinique. Hippolyte Morestin, Raymond Garcin, Jude Turiaf, Raymond Roy-Camille*, 2025.
ASSOCIATION UNIVERSITAIRE D'ODONTOLOGIE GARANCIÈRE (dir.), avec la collaboration de la Dr Ava Bismuth Pariente et Commentaires de Xavier Riaud, *De L'École odontotechnique de Paris à l'U.F.R. d'odontologie. 50 ans d'Entretiens de Garancière*, 2025.
Patrice PINET, *Beethoven face à la maladie et aux médecins*, 2025.
Sylvie MAS, *Le statut des émotions dans l'Antiquité grecque et chinoise*, 2025.
Sylvie MAS, *Santé globale. Des soins de santé primaires à la santé intégrative*, 2025.
Michel A. GERMAIN, *Les pionniers de la microchirurgie*, 2025.

Xavier Riaud et Michel A. Germain

Jean-Nicolas Corvisart,

Premier médecin de Napoléon Ier

(1755-1821)

Préface du médecin général inspecteur Sylvain Rigal

L'Harmattan

5-7, rue de l'École-Polytechnique - 75005 Paris
www.editions-harmattan.fr
ISBN : 978-2-336-60258-5
EAN : 9782336602585
Dépôt légal : mars 2026

Napoléon à propos de Corvisart :
« Je ne crois pas en la médecine, je crois en Corvisart. »

À Chloé, jeune pompier volontaire de la Marne
et jeune femme passionnée au grand cœur, partie trop vite...

Préface

Écrire aujourd'hui sur Jean-Nicolas Corvisart, c'est se confronter à l'une des figures fondatrices de la médecine moderne, à un moment charnière où la pratique médicale bascule de la tradition empirique vers une clinique rigoureuse, fondée sur l'observation, l'examen du malade et la confrontation anatomique.

Médecin de Napoléon, professeur éminent, réformateur discret, mais déterminant, Corvisart fut avant tout un homme de méthode, dont l'influence continue d'irriguer la médecine contemporaine.

Le contexte dans lequel s'inscrit la trajectoire de Corvisart est essentiel à la compréhension de son rôle. La Révolution française, puis l'Empire bouleversent profondément les institutions médicales : suppression des Facultés, anarchie de l'exercice, puis reconstruction progressive autour des Écoles de santé et de la Faculté de médecine de Paris ensuite.

Dans ce paysage instable, Corvisart apparaît comme un point d'ancrage. À l'hôpital de la Charité, il impose une discipline nouvelle : primauté de l'examen clinique au lit du malade, rigueur de l'anamnèse, recours systématique à l'autopsie. Il diffuse la percussion thoracique, fonde une véritable école clinique et forme une génération exceptionnelle de médecins parmi lesquels Laennec, Bichat, Bayle ou Bouillaud.

Les auteurs de cet ouvrage, Michel Germain et Xavier Riaud, étaient particulièrement légitimes pour s'emparer d'un tel sujet. Deux professionnels de santé historiens de la médecine et infatigables passeurs de savoirs, ils n'ont de cesse de croiser la pratique clinique, la réflexion historique et l'exigence éthique.

Leurs œuvres scientifiques et intellectuelles, ouvertes aux humanités et aux sciences du vivant, témoignent d'une même conviction : la médecine ne se comprend pleinement qu'à la lumière de son histoire, de ses ruptures et de ses héritages.

Michel Germain, mon collègue, chirurgien hospitalo-universitaire, est un acteur majeur du développement de la microchirurgie. Ses ouvrages ont rendu hommage à ses prédécesseurs chirurgiens, dont René Leriche, Alexis Carrel et bien d'autres…

Ainsi, ce travail ne se limite pas à une biographie savante. Il met en perspective l'homme, le praticien et le réformateur. Corvisart y est présenté comme l'un des pères de la cardiologie française, non par la technologie encore inexistante, mais par sa méthode très pertinente : analyse fine des symptômes, corrélation anatomo-clinique, prudence diagnostique. Il apparaît aussi comme un acteur central des relations entre médecine et pouvoir, assumant, auprès de Napoléon, un rôle quasi ministériel tout en conservant une éthique professionnelle fondée sur la sobriété thérapeutique et la rigueur scientifique.

Le lecteur trouvera dans ces pages un tableau vivant de la médecine sous l'Empire : pratiques diagnostiques, thérapeutiques disponibles, organisation hospitalière, enseignement clinique, mais aussi limites, tâtonnements et incertitudes d'une médecine encore en construction. Loin d'une vision idéalisée, les auteurs restituent également la dimension humaine de Corvisart, marquée par des épreuves personnelles, rappelant, s'il était besoin, que les grandes figures de la médecine sont aussi des hommes.

Les clés de lecture de ce livre sont donc multiples. Il peut se lire comme une biographie, comme une histoire de la naissance de la clinique moderne, comme une réflexion sur la transmission du savoir médical ou encore comme un miroir tendu à notre médecine contemporaine.

Portée par le regard et l'expérience de ses auteurs, Michel Germain et Xavier Riaud, cette démarche s'inscrit pleinement dans l'histoire des sciences. Elle met en lumière les tâtonnements, les erreurs et les avancées qui jalonnent la construction du savoir médical. Elle rend à Jean-Nicolas Corvisart la place qui lui revient, en restituant la dimension unique et l'actualité de son œuvre.

Ce livre invite ainsi le lecteur à mesurer combien l'examen clinique, la rigueur méthodologique et l'éthique du soin demeurent, aujourd'hui encore, les fondements essentiels de la pratique médicale.

Médecin général inspecteur Sylvain Rigal

Avant-propos

L'idée d'écrire un ouvrage sur Corvisart nous est venue après avoir préparé une conférence sur ce médecin pour Michel et avoir organisé un colloque consacré à la médecine napoléonienne pour la commission d'histoire de l'Académie nationale de chirurgie pour ma part, devenu pour l'occasion secrétaire de ladite commission. *« Et si nous faisions un livre ensemble sur cet homme ! »* s'est exclamé Michel. Excellente idée que j'ai approuvée aussitôt.
À l'origine, j'ai écrit un ouvrage paru en 2012 aux Éditions L'Harmattan intitulé *Napoléon Ier et ses médecins* qui a reçu le prix d'histoire de la médecine de l'Association des Amis du Musée du Service de Santé des Armées au Val-de-Grâce. Considéré comme un vrai spécialiste de la médecine napoléonienne sur le plan mondial, je me suis donc engagé, fin 2025, avec Michel sur un travail collectif sur le médecin de l'Empereur. Si j'ai apporté mes textes initiaux, Michel a complété et grandement illustré l'ensemble grâce à de nombreux documents intéressants développant largement l'argumentation première. Puis, j'ai conçu le livre comme j'ai l'habitude de le faire et j'ai pu l'étoffer encore d'éléments supplémentaires.
N'oublions pas non plus que Michel et moi sommes deux amis qui nous connaissons depuis très longtemps maintenant et que l'idée d'un livre commun est une perspective qui nous a beaucoup séduites. Deux amis qui travaillent ensemble ou si vous me pardonnez l'expression, *« Il était une fois deux amis »*…
Corvisart est un médecin très attachant qui a séduit Napoléon et l'impératrice Joséphine de Beauharnais, puis l'impératrice Marie-Louise. Il a été de plus l'un des pionniers de la médecine moderne et en particulier de la cardiologie.
Il a formé plusieurs médecins réputés comme René Laennec, l'inventeur du stéthoscope, Guillaume Dupuytren, le chirurgien, ou encore Xavier Bichat, l'anatomiste, qu'il a aimé comme un fils et que tous pressentaient comme son successeur légitime avant qu'il ne disparaisse trop vite emporté par la maladie.

Corvisart s'occupait de la maladie et le moins possible de la personnalité du malade. Selon lui, le symptôme inaugure l'acte médical et l'autopsie rend un verdict certain.
Ce médecin a été par ailleurs interpellé par Auenbrugger et les techniques qu'il a développées. Ce dernier s'est révélé être un cardiologue extraordinaire. Son histoire, ses travaux sur la percussion thoracique ont captivé le médecin français qui a écrit un livre sur ce médecin autrichien, ses techniques d'auscultation et la cardiologie sur les recommandations de l'Empereur.
Le présent ouvrage a pour vocation de raconter l'histoire de Corvisart, de ses rapports avec Napoléon et sa famille. Une destinée incroyable, une éthique irréprochable et une valeur médicale inestimable pour l'époque. Un personnage central dans la médecine napoléonienne à l'origine des plus grandes réformes que la médecine a pu connaître et qui perdurent encore aujourd'hui…
Devenu Premier médecin de l'Empereur, il est présent absolument partout. Emblématique, il enseigne à la Faculté de médecine de Paris, il est incontournable dans la Maison de l'Empereur où il décide, dirige et choisit. Il a contribué indiscutablement à construire l'avenir de la médecine française.
Fascinés par cet homme à l'humilité manifeste, Michel et moi-même avons décidé de lui rendre un hommage vibrant et c'est par notre regard d'historiens de la médecine que nous avons entrepris de le faire. Nous espérons que sa vie, ici modestement retranscrite, vous passionnera autant que cela a été le cas pour nous.
Bonne lecture !

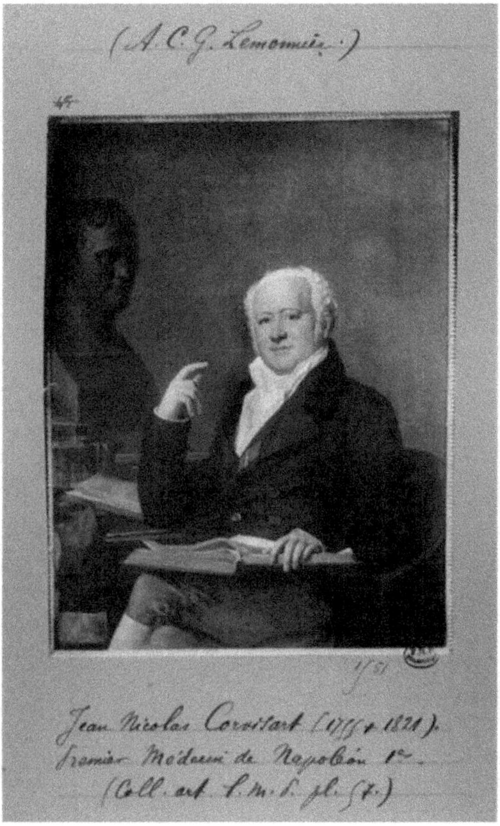

© BIU Santé, Réf. CIPB1551.

Là où tout a commencé…

Jean-Nicolas Corvisart est né le 15 février 1755 à Dricourt dans le canton de Machault, dans les Ardennes. Un petit village pittoresque perdu dans la campagne vallonnée où il fait très froid l'hiver, un froid sec, où la chasse aux sangliers y est presque culturelle, où l'été, le soleil illumine les monts, les forêts et les rivières qui coulent nonchalamment. Que dire des paysages l'automne où les couleurs se marient jusque dans le ciel, entre forêts et collines escarpées ? C'est dans cet univers chamarré que le petit Jean-Nicolas grandit. Sa famille y trouve ses racines depuis fort longtemps. Il est fait mention d'un Philippe Corvisart, alors centurion, en 870 au concile d'Attigny. Son aïeul Henry est d'ailleurs anobli en 1668 par Louis XIV pour *« services exceptionnels rendus à la cause du roi »* (les lettres de noblesse ont été signées par le roi le 26 septembre 1668 à Saint-Germain-en-Laye). Henry de Corvisart est le seigneur de Fleury, de La Cour-Regnault et de Montmartin. Il a servi comme capitaine dans les chevau-légers du roi. Les armes qui lui ont été attribuées comportent un corbeau (*corvus* en latin) bien que l'origine du nom Corvisart se rapporte probablement plus au vieux français *corvisier*, cordonnier. Son père Pierre est procureur au Parlement de Paris. Il s'est retiré dans sa propriété de Dricourt lors d'un exil du Parlement, habituel à cette époque. Sa mère est Madeleine Scribot. Très tôt, le jeune Jean-Nicolas quitte Dricourt et se rend à Wimille, près de Boulogne-sur-Mer où exerce son oncle maternel, curé de l'endroit. Le plat pays, la mer à proximité et l'air marin déstabilisent le jeune garçon un temps, mais très vite, il s'adapte. Le prêtre lui enseigne les lettres françaises et latines.

À 12 ans, il entre au collège Sainte-Barbe. C'est un établissement parisien fondé en 1460 sur la montagne Sainte-Geneviève et situé rue Valette. L'établissement cesse d'être de plein exercice à cette période pour reprendre, en 1607, une vie nouvelle en qualité de « petit collège ». Les élèves sont tenus de suivre les cours des collèges de plein exercice de l'Université. C'est un *« écolier brillant avec un esprit réfléchi et des aptitudes sportives qui le distinguent des autres élèves »*. Son père le destine à des études de droit. Son grand-père et son arrière-grand-père ont été des chirurgiens.

Toutefois, il assiste à un cours du Pr Antoine Petit, célèbre anatomiste. Cette rencontre est déterminante et Jean-Nicolas préfère les cours de l'École de médecine où il commence ses études le 18 octobre 1777, après un stage en tant qu'infirmier à l'Hôtel-Dieu où sa vocation n'a fait très vite aucun doute. Son père, irrité, lui coupe les aides financières. C'est la première manifestation d'un trait de caractère qui prédominera sa carrière, l'indépendance. La liberté d'esprit également. L'autorité et la hiérarchie seront aussi siennes, mais seulement si elles constituent des témoignages de mérites reconnus. Il suit ainsi l'enseignement qui lui est dispensé avec assiduité pendant les cinq années qui suivent en respectant scrupuleusement toutes les directives consignées aux futurs médecins. Au cours de ces années d'études, il acquiert successivement les grades de bachelier, de bachelier émérite, de licendiaire, puis de licencié, ce qui lui confère le droit d'exercer la médecine sous certaines conditions. Souhaitant devenir docteur régent, ce qui le placerait à égalité avec l'élite de la Faculté, il décide de poursuivre ses études. Après de nouvelles épreuves, il obtient finalement son diplôme le 14 novembre 1782. Il est l'ami de ses maîtres et il prépare les pièces anatomiques dont ils se servent lors des dissections. Gaucher de nature, au cours d'une préparation, il se blesse grièvement à la main gauche. Il aurait perdu son bras si Desault, le chirurgien et anatomiste, n'avait pas été présent : il avait une gangrène et les deux incisions avec évacuation du pus se sont révélées salutaires (2e et 3e/4e os du métacarpe).
À la suite de cet événement, Jean-Nicolas est licencié et exclu de l'École de médecine de Paris en 1782, mais il s'obstine et repasse ses examens. Il suit un stage à l'hôpital de la Charité sous l'égide de Desault, alors chef du service de chirurgie. Il devient docteur régent la même année après avoir soutenu deux thèses. Il obtient la première place. Dans son discours d'admission, il aborde *« les agréments de l'étude de la médecine et les désagréments de la pratique ».*
Le soir de l'obtention de son diplôme, ne se contenant plus, au cours du banquet, il n'hésite pas à critiquer ouvertement l'enseignement qu'il a suivi, ce qui horrifie le doyen présent à cet événement, qui décide de n'en garder aucune minute.

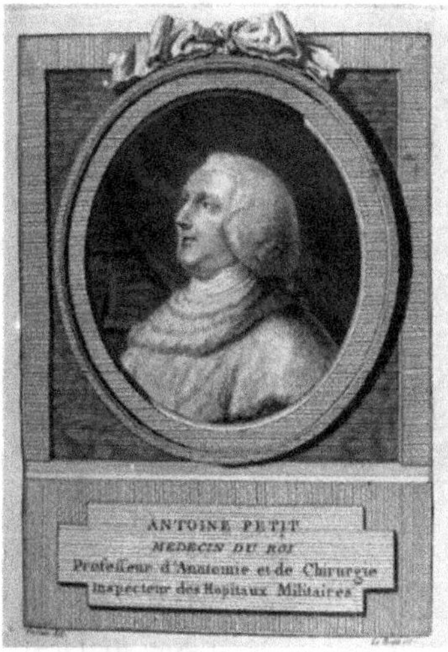
ANTOINE PETIT
MEDECIN DU ROI
Professeur d'Anatomie et de Chirurgie
Inspecteur des Hopitaux Militaires

Antoine Petit (1722-1794),
© BIU Santé, Réf. CICL00144.

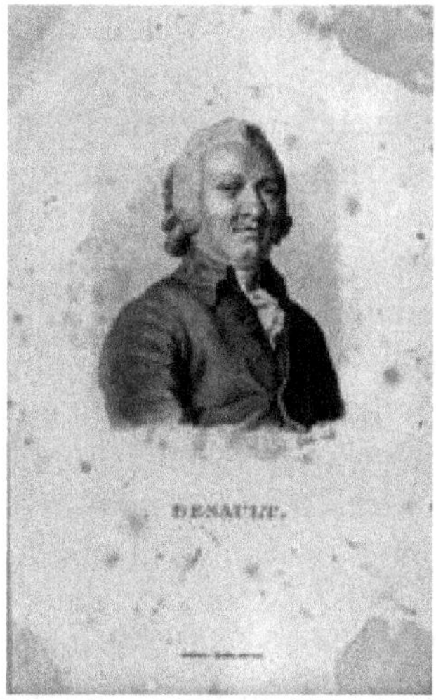
DESAULT.

Pierre-Joseph Desault (1738-1795),
© BIU Santé, Réf. CICL05637.

Son père est alors rassuré sur l'ambition et les objectifs de son fils. En 1783, il participe à la vie de la Faculté où *« il enseigne l'anatomie, la pharmacie, la physiologie. »* Son premier cours porte sur l'art d'accoucher. Il occupe aussi une place à la Commission des Prima Mensis composée de douze docteurs-régents. Elle se réunit pour discuter chaque mois au siège de la Faculté de tous les problèmes qui concernent la médecine. Il doit par conséquent rédiger un nombre considérable de rapports ayant trait aux maladies du moment, aux récentes innovations et à l'hygiène publique.

Dans sa correspondance, Corvisart démontre un esprit rationnel et pragmatique très moderne pour son époque, mais absolument honnête. Il appartient à un nouveau courant médical où on explique et comprend, ce qui est la seule chose admise, mais où l'on accepte aussi de reconnaître son ignorance quand on n'est pas capable d'interpréter les signes cliniques qui se présentent.

Corvisart est l'élève d'Antoine Petit (1722-1794) qu'il considère comme *« le seul docteur de Paris qui sache opérer et accoucher »*, puis de Pierre-Joseph Desault, chirurgien en chef de l'Hôtel-Dieu, créateur de la clinique chirurgicale, de Desbois de Rochefort, médecin en chef de la Charité, de Vicq d'Azyr et de Portal.

Étant docteur régent de la Faculté, Jean-Nicolas répugne à porter la perruque, ce qui est très mal perçu et constitue de facto un motif

d'éviction de l'hôpital des Paroisses. En effet, après avoir contacté Mme Necker pour exercer au plus vite, car le jeune homme est impatient et désargenté, son père ayant fait quelques placements malheureux. Elle venait en effet de faire construire l'hôpital des Paroisses, quartier Vaugirard, et cherchait un médecin. Après avoir candidaté, il renonce à son projet, car Mme Necker ne lui a jamais confié d'ordre de mission, mais s'est plus attachée au respect des traditions comme le port de la fameuse perruque. Corvisart manifeste clairement son incompréhension dans sa lettre de retrait et s'interroge sur le fait qu'il ne voit pas *« dans quelle mesure le port de la perruque pouvait augmenter sa valeur professionnelle ! »*
Il ouvre un cabinet en ville et entre alors en fonction dans un hôpital consacré aux pauvres du quartier Saint-Sulpice. Il rejoint aussi l'hôpital de la Charité en tant qu'adjoint de Desault. Il y rencontre en 1785 celui qui deviendra un ami fidèle, le médecin Desbois de Rochefort dont il suit avec exaltation les visites médicales. Il renonce progressivement à la chirurgie. Aux côtés de cet homme exceptionnel, grand admirateur de Boerhaave, pourfendeur acharné des méthodes de la vieille Faculté, il commence à se plier aux disciplines exaltantes de la médecine anatomoclinique dans laquelle il voit une voie d'avenir pour la médecine à explorer. Les techniques de diagnostic ne lui conviennent pas. Aussi, développe-t-il les méthodes de percussion décrites par Auenbrugger en 1761.
À la mort de Desbois de Rochefort, son ami, en 1786, fort logiquement, devenu médecin expectant, puis médecin en second, Corvisart est amené à avoir des responsabilités au sein de la Charité. Il accepte ainsi son héritage spirituel et décide de relever le flambeau. Il est devenu le représentant officieux de l'école nouvelle et bien qu'occupant toujours un poste subalterne dans le service de Dumangin, il fait déjà figure de maître.
Pour honorer la mémoire de son ami disparu, le jeune homme prononce son éloge funèbre au cours de la séance solennelle de la Faculté le 22 novembre 1786. Il entreprend aussitôt la publication d'un *Cours élémentaire de matière médicale* que Desbois n'avait pas eu le temps d'achever.

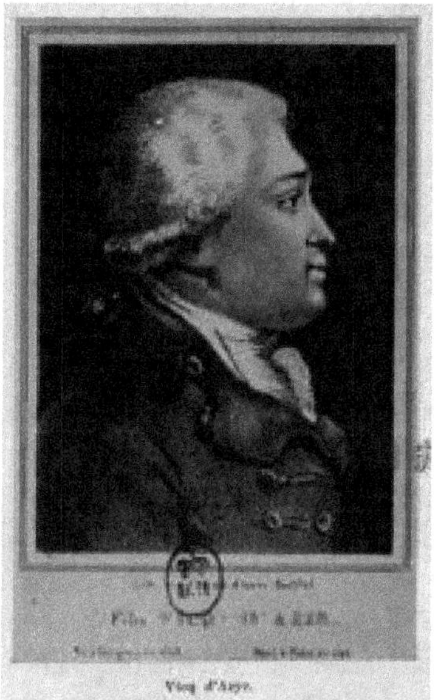

Félix Vicq d'Azyr (1748-1794),
© BIU Santé, Réf. CICL07980.

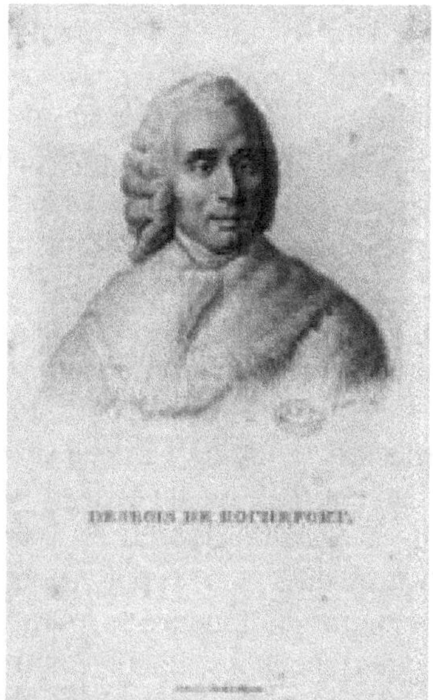

Louis Desbois de Rochefort (1750-1786),
© BIU Santé, Réf. CIPB1006.

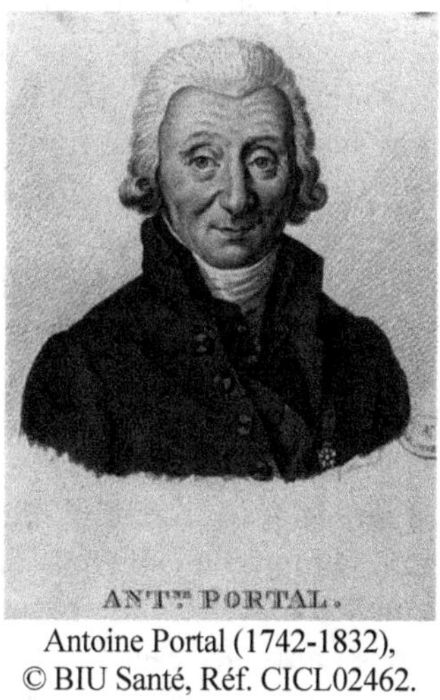

Antoine Portal (1742-1832),
© BIU Santé, Réf. CICL02462.

Corvisart vient à peine de passer sa thèse de doctorat lorsqu'il succède à Rochefort comme médecin titulaire de l'hospice de la Charité où il entreprend des réformes radicales en commençant par y faire régner une discipline de fer. Il y est nommé rapidement professeur de pathologie, puis de physiologie. Parmi ses nombreux élèves, on note Laennec. Il est titularisé à son poste en 1788. Corvisart est d'un naturel très exigeant. Les malades sont classés par symptômes. Chacun dispose d'un lit individuel et sa surveillance doit être assurée par un étudiant chargé de l'examiner chaque jour et de rendre compte de ses constatations au nouveau chef de service. Les religieuses, quant à elles, sont chargées de dispenser les soins et de distribuer les médicaments. Elles ont obligation de tenir un registre sur lequel est inscrite chacune de leurs interventions. Tous les jours de l'année, Corvisart franchit à 6 heures du matin la porte de son service. Il fait l'appel de ses élèves, puis commence sa tournée. Aucun malade n'échappe à son examen, aucun traitement n'est entrepris sans son aval et que toutes les conséquences n'en aient été énumérées. Il apporte ainsi à chacun de ses patients le réconfort d'une tranquille analyse. Puis, accompagné de ses élèves, il se rend à la morgue où il procède lui-même aux autopsies pour essayer de comprendre. Une discussion s'engage aussitôt après sur les sujets que l'on vient d'aborder. La réputation de Corvisart s'étend. De nouveaux disciples arrivent si bien qu'à l'heure où la tourmente révolutionnaire se fait entendre, il est considéré comme un précurseur de la médecine clinique en France.
À cette époque, la politique révolutionnaire s'impose accompagnée d'une agitation populaire. Les courants idéologiques changent très vite et, parfois, il s'écoule peu de jours pour qu'un mouvement politicien mis en avant pour ses pensées réformatrices tombe en disgrâce, ses membres étant jetés en prison, puis bien souvent décapités.
Notre homme décide de rester neutre et ne prend jamais part aux débats ni à une politique compromettante qui pourrait lui nuire. Son esprit indépendant trouvera toutefois la force de se faire entendre loin des dogmes en vigueur sous l'ancien régime. Il parvient à gagner les faveurs du Comité révolutionnaire local grâce à ses recommandations d'hygiène publique.

Dans le vénérable hôpital de la Charité, devenu par décision des membres de la Commune de Paris, l'hôpital de l'Unité, alors qu'un peu partout les vieilles institutions s'écroulent et que s'installe un état de fait proche de l'anarchie, il s'emploie à entretenir autour de lui un climat de confiance et d'espoir. Il met toute son énergie à restaurer le moral de ses proches.
L'inquiétude vient et en 1792, un décret de l'Assemblée législative est promulgué. Celui-ci ordonne la suppression de toutes les institutions médicales enseignantes.
Le 8 août, la Convention nationale décrète la fermeture des Facultés de médecine, des Collèges de chirurgie et Collèges de pharmacie, ainsi que l'Académie de chirurgie, la Société royale de médecine, des organisations enseignantes, des académies et de toutes les sociétés savantes scientifiques. La médecine peut alors être exercée par qui le veut. Dès lors, la profession médicale n'ayant plus de défenseur, elle se trouve livrée à un charlatanisme sans retenue. Les diplômes ne sont plus exigés. Une telle situation ne peut qu'engendrer l'anarchie. Heureusement, fin 1794, trois écoles de santé sont réorganisées : Paris la première, puis Strasbourg et Montpellier.
Le 4 décembre 1794, la nouvelle École de santé de Paris ouvre ses portes. C'est soulagé par la réforme ambiante que Corvisart reçoit le poste du Pr Petit, décédé cette même année, le 14 décembre. Ses émoluments sont portés à 6 000 Frs annuels et passeront plus tard à 10 000 Frs. Ils ne seront jamais versés au moment prévu.
Ces écoles de santé deviendront les futures facultés de médecine.
Corvisart devient professeur de Clinique médicale interne en 1795. Convaincu de la nécessité d'une observation rigoureuse des symptômes, il met au point une méthode de médecine clinique. Les étudiants, mais également les médecins français et étrangers, se pressent à ses cours et l'écoutent avec ferveur. Il occupe ce poste jusqu'en 1807. Cette activité lui apporte une notoriété internationale, et un afflux massif d'étudiants du monde entier vient à ses conférences.
Maintenant qu'il est médecin-chef d'un grand hôpital parisien, la Charité, il ambitionne de faire pour la médecine ce que son maître Desault a fait pour la chirurgie, il fonde en 1795 l'école de Clinique médicale. Afin de propager ses idées et de leur donner plus de force, il est l'un des animateurs de la Société médicale d'Émulation créée le 24 juin 1796 par un groupe de jeunes médecins, dont Xavier

Bichat, pour discuter de tous les problèmes touchant l'exercice de leur art. Il prend en 1801 la direction du *Journal de médecine, chirurgie et pharmacie*, dont les colonnes étaient ouvertes aux représentants les plus qualifiés du monde universitaire et hospitalier. Le 27 juillet 1797, une nouvelle loi fait entrer les Écoles de santé dans le cadre de la nouvelle Université. En même temps, le statut des professeurs est modifié, l'importance des chaires de clinique renforcée, les modalités des examens précisés. Cette année-là, Corvisart acquiert une immense réputation. Professeur, il enseigne au Collège de France. À l'hôpital de la Charité, il réorganise complètement son service en donnant la priorité à l'observation du malade au lit et à l'anatomie pathologique, il y fait d'ailleurs construire un amphithéâtre d'anatomie.

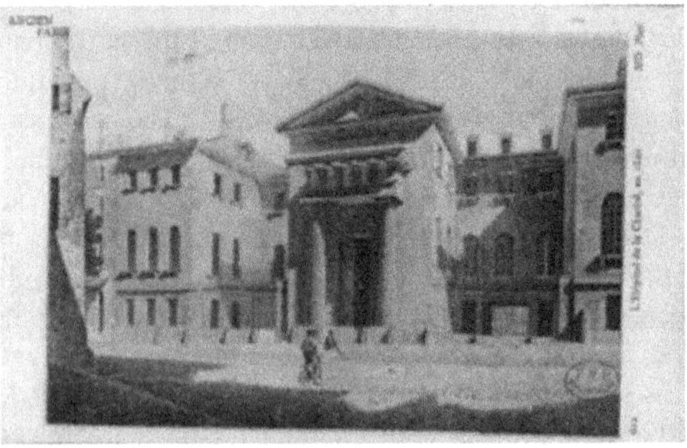

Hôpital de la Charité en 1820
(© BIU Santé, Réf. CISB0115).

La Faculté de médecine de Paris sous l'Empire (1808) – Le rôle de Corvisart

Corvisart a joué un rôle fondamental dans le développement de la Faculté de médecine de Paris qui répond à des missions essentielles de santé publique.

La Convention, le 8 août 1793, vote la fermeture de toutes les académies et de toutes les sociétés savantes. Les écoles de médecine sont donc fermées.
Le 4 décembre 1794, Fourcroy suggère à la Convention de voter une loi visant à créer trois écoles de médecine à Paris, à Montpellier et à Strasbourg.
De 1795 à 1808, l'École centrale de santé, comme est nommée celle de Paris, devient l'École de médecine, puis la Faculté de médecine. Corvisart est devenu Premier médecin de Bonaparte, statut qu'il conserve lorsque l'Empire est décrété, pour éviter les querelles inutiles. Le médecin influe pour que le Premier médecin, en l'occurrence lui-même, soit le seul à nommer les médecins affectés à la Maison impériale, mais aussi au Conseil des professeurs de la future Faculté de médecine de Paris. Cette institution, à elle seule, dispose de toute latitude et de toute l'autorité requise pour prendre des décisions engageant toute la profession médicale sur tout le territoire de l'Empire.
Les écoles de Montpellier et de Strasbourg ne disposeront jamais d'un tel pouvoir et seront reléguées à un rôle plus subalterne.

Fourcroy jette son dévolu sur les locaux de l'Académie de chirurgie. Spacieux, agrémentés d'un amphithéâtre majestueux, ils peuvent recevoir la bibliothèque, les cours magistraux, les collections d'anatomie ainsi que toute l'instrumentation requise.
Pourtant, les démonstrations chirurgicales, les dissections ou encore les expériences de physique-chimie se font dans le couvent des Cordeliers qui est désaffecté et à quelques pas de l'Académie.
L'enseignement repose sur quatre principes fondamentaux et incontournables. Le choix pour la chirurgie ou la médecine ne peut

s'envisager qu'après un tronc commun d'études. L'enseignement théorique est impérativement accompagné d'un enseignement pratique sur la maladie qui se résume à des démonstrations et des exercices directement effectués sur le patient. L'entrée au sein de la structure passe obligatoirement par un concours. Il en va de même pour les enseignants, ce qui suscite une indéniable émulation. Les études sont sanctionnées par un diplôme, le doctorat en chirurgie ou le doctorat en médecine. De droits universitaires sont légitimement perçus.
En 1797, le nombre des étudiants est supérieur à 1 000. La formation dure trois ans. Il y a neuf cours de médecine et trois de clinique. L'école comprend deux enseignants par chaire, soit 24 professeurs, chacun ayant la responsabilité d'un semestre.
En 1808, avec la création de l'Université impériale, l'école devient la Faculté de médecine avec à sa tête un doyen.

Dès 1795, Fourcroy s'octroie la chaire de chimie médicale et de pharmacie. Pourtant, c'est Nicolas Deyeux qui en assure les cours. Chaussier, très proche de Fourcroy prend en charge la chaire d'anatomie et de physiologie, associé à Duméril.
Leroy et Baudelocque, dont l'antagonisme devant les tribunaux a alimenté les chroniques médicales de l'époque, expliquent l'art des accouchements.
Corvisart, Thouret, Halle et Leroy sont des docteurs régents.
Desgenettes est titulaire d'un doctorat soutenu à Montpellier et Baudelocque, Dubois, Lassus, Pelletan et Sabatier sont issus du Collège de chirurgie. La plupart de ces enseignants, dans le même temps, occupent les plus hautes fonctions dans la Maison impériale (Corvisart, Dubois, Deyeux, etc.), dans la politique (Cabanis), dans l'administration (Fourcroy) ou dans l'armée (Percy, Desgenettes). Bien évidemment, compte tenu de ces hautes responsabilités, Légion d'honneur et noblesse d'Empire leur tendent les bras.

À partir de 1796, les programmes annuels enseignés sont clairement définis. Ainsi, les étudiants en 1re année sont dénommés les *commençants.* Pour eux, durant le semestre d'hiver, l'anatomie, la physiologie, la chimie médicale et la pharmacie et, durant l'été, la matière médicale, la physique médicale et l'hygiène, des séances d'ostéologie, des exercices de bandages, et d'appareillage.

Pendant quatre mois, dans le même temps, ils ont pour obligation de suivre un stage à la clinique chirurgicale de l'Hôtel-Dieu.
Ceux de 2e année, ou *commencés,* vaquent l'hiver à l'étude de l'anatomie agrémentée d'exercices, de la physiologie, de la chimie médicale, de la médecine opératoire. L'été, ils découvrent la matière médicale, les accouchements, des exercices de bandages, d'appareillages. Un stage similaire de quatre mois doit être effectué à la Charité où les étudiants se mettent au service des malades, ce qui constitue la grande nouveauté de cette réforme médicale.
Enfin, ceux de 3e année, ou encore *les avancés*, finissent leur cursus avec, en hiver, l'anatomie, la chimie médicale et la médecine opératoire. Les exercices sont libres. En été, s'offrent à eux, la matière médicale, la pathologie externe, la pathologie interne et les accouchements, la médecine légale, et l'histoire de la médecine. Le stage dure toute l'année à l'hospice de l'École, sous l'égide de la clinique de perfectionnement où les étudiants soignent activement les malades et voient leurs prestations justement rémunérées.

Lors de l'ouverture de l'École centrale de santé en 1794, il n'y a aucun examen venant sanctionner la fin des études. Cela change avec l'accession de Bonaparte au poste de Premier consul. L'année qui suit voit des examens de fin d'année, puis en 1799, la thèse redevient obligatoire. Malgré une organisation extrêmement précise, les ratés existent, mais ne sont que des ponctuations dans l'ordonnancement de l'institution. En outre, au vu du grand nombre des étudiants, il est très difficile de les encadrer afin de leur rendre l'accès aux malades possible. Cent à deux cents élèves autour du lit d'un malade unique ne sont pas une chose envisageable. Au cours des démonstrations cliniques dans l'amphithéâtre de l'École pratique, les deux responsables, Dubois et Petit-Radel diagnostiquent, interrogent et expliquent aux étudiants présents, les malades étant dévêtus. Sous l'autorité des assistants à côté, deux internes prennent en note, l'un, les prescriptions et les consignes relatives au traitement mis en place, l'autre, les questions soumises à la réflexion des étudiants sur un temps très limité. En définitive, l'idéal est de se voir attribuer quelques lits, voire une partie de la salle.

Le concours de l'externat et de l'internat a été conçu par Chaptal, ministre de l'Intérieur, en 1801. L'externat est aisé et, globalement, les 2/3 des candidats aboutissent à une nomination.
L'internat, quant à lui, est autrement plus difficile. Le 13 septembre 1802, le jury présidé par Lepreux retient 24 candidats sur la quarantaine qui s'est présentée. Les sessions suivantes se tiennent en décembre et voient leur nombre tomber à 10-15 % de succès seulement. En 1812, la réalité de cette compétition est si féroce que le nombre d'impétrants est de 120 pour seulement 18 postes à pourvoir.

La dissection de cadavres n'est plus interdite, mais il convient mieux de ne pas se faire prendre, où les sergents de police peuvent demander le rachat du cadavre. Si elles sont tolérées, elles doivent être pratiquées dans la discrétion. Ainsi, Bichat pratique-t-il près de 500 autopsies dans les 18 mois qui précèdent sa mort. L'autopsie devient un acte médical à part entière. En tous cas, Bichat lui confère ses lettres de noblesse. Souvent contrôlé à la sortie des cimetières, la calèche remplie de corps, il aura souvent maille à partir avec la police. Cependant, tous agissent de même. Dubois, quant à lui, paye des femmes de petite vie pour qu'elles distraient la police pendant qu'il fait sa collecte. Dupuytren reste une nuit durant, pour ne pas être attrapé, sous une dalle tombale ou encore Portal, de son côté, dissèque sur son lit, dans sa chambre, les corps que des rabatteurs lui ont amenés, et lorsque les forces de police menacent sa tranquillité, en tirant un drap, il évacue le corps dans la ruelle attenante. Chaptal, à la base médecin de formation, décide d'abandonner la médecine suite au réveil du patient qu'il autopsie. Il en gardera un traumatisme véritable. Enfin, Corvisart, de son côté, n'hésite pas à réaliser l'autopsie sur des malades morts dans son service.

Si les corps sont à profusion pour les dissections, il est important, pour mieux en maîtriser la valeur, de manipuler des pièces en bois ou en cire, répliques fidèles des organes du corps humain. Lors de son séjour à Florence, Napoléon s'émerveille devant 40 cires anatomiques conçues par Felice Fontana pour Léopold II, grand-duc de Toscane et futur empereur d'Autriche, que l'artiste lui détaille en 1796. En souvenir de cet instant, Napoléon suggère logiquement la fondation d'une école française entièrement dévolue à la conception de cires anatomiques. Tous ses interlocuteurs, emballés, ne tarissent pas d'éloges dans une réponse pleine d'enthousiasme, le 8 mai 1806. Le 29 mai, l'Empereur promulgue un décret instaurant, dans la ville de Rouen, *« une école destinée à l'enseignement de l'art des préparations anatomiques modelées en cire ».* Le chirurgien Laumonier, anatomiste reconnu et aussi le beau-frère de Thouret, directeur de l'École de médecine depuis 1795, en a la charge. Il a pour mission de réaliser des pièces d'anatomie humaine les plus fidèles et les plus précises possibles pour l'École de médecine, le musée d'Histoire naturelle et toutes les structures hospitalières intéressées. Ces pièces sont anatomiques, démonstratives ou à caractère pathologique. Cette école ouvre ses portes en 1807 et les ferme en 1810. Moins de six étudiants l'ont animée.

Outre l'enseignement, les sollicitations sont nombreuses. Des ministres posent des questions ou missionnent la Faculté sur différents thèmes le plus souvent en rapport avec la Santé publique : contrôle des eaux minérales, épidémies, etc. Par exemple, *« le 8 mars 1810, le ministre veut savoir s'il est nécessaire d'adjoindre un chirurgien aux médecins pour le contrôle des eaux minérales »* ou encore *« les 19 et 15 février 1809, le Conseil (des professeurs de la Faculté) discute du trajet d'une épidémie d'une fièvre encore indéterminée dans la Creuse, la Corrèze, la Dordogne, la Haute-Vienne ».* Des mémoires présentent les résultats d'investigations ou de nouveaux matériaux médicaux qui sont débattus. L'administration de guerre, elle-même, n'hésite pas à écrire pour soumettre des interrogations relatives à l'hygiène ou à certains protocoles aseptiques. Ainsi, les interventions de la Faculté de médecine sont très diverses et touchent, outre à la médecine, mais aussi à de grands sujets sociétaux.

La Société médicale d'émulation est fondée en 1796, à l'École de médecine. À sa tête, Corvisart la préside et insuffle cette émulation tant recherchée. Outre les concours ou les discours, elle est omniprésente jusqu'à la remise annuelle d'une médaille d'or que le Premier médecin de l'Empereur a voulu avec le portrait de Bichat qui récompense le concours de la Faculté de médecine. Dans le bureau de cette société apparaissent cinq membres de l'Institut, treize enseignants de la Faculté de médecine, Coste et Desgenettes pour l'armée et Jeanroy pour les dispensaires. L'accessit est limité à 60 membres. Les places sont chères et la compétition est rude. Larrey, Yvan, ou Ribes notamment en font partie. En 1809, l'ensemble des mémoires présentés représente six volumes qui sont publiés dans l'Almanach de 1810.

En 1800, le ministre de l'Intérieur, Lucien Bonaparte, signe un décret autorisant l'École de médecine à s'allouer les services de quinze personnes extérieures susceptibles de l'aider dans les multiples sollicitations que l'institution rencontre au quotidien.
C'est l'acte de naissance de la Société de l'École de médecine qui est différente de la Société d'émulation. Triés sur le volet, Corvisart fait figurer tous les plus grands noms de la médecine de l'époque et, en particulier, ceux qui n'ont pas vu leur candidature retenue pour enseigner. Associés aux professeurs, avec des statuts similaires, ils forment un groupe de quarante membres qui ont pour vocation d'enseigner, mais aussi d'améliorer les pratiques médicales. En 1800 y entrent Bichat, Chaptal ou encore Cuvier, etc. En 1809, c'est au tour de Bourdois de la Motte, de Larrey notamment. Le succès de cette société est si grand et son prestige si important que Corvisart instaure quinze places supplémentaires d'associés adjoints. Parmi ceux-ci, Royer-Collard ou Laennec figurent en bonne place. En 1810, cette association ne compte aucune publication à son actif. La recherche ne semble pas y avoir été véritablement mise à contribution, mais s'assurer d'une notoriété conséquente et indiscutable semble en avoir été le but premier.

Lorsque Napoléon missionne Fourcroy pour créer l'Université impériale en 1808 et, après que ce dernier ait été amené à réécrire jusqu'à 23 fois le texte législatif visant à l'instaurer, les corrections de l'Empereur étant particulièrement dures, il ne fait aucun doute pour le monde médical que Fourcroy, une fois effective cette nouvelle institution, en assumera la plus haute fonction, celle de Grand-Maître. Hélas ! Napoléon lui préfère le comte de Fontanes, ce qui déclenche, chez le médecin, une vague de ressentiment qu'il conservera jusqu'à sa mort.
Toujours est-il que, le 11 janvier 1809, Thouret, le doyen de la Faculté de médecine, reçoit une lettre du Grand-Maître lui

annonçant sa visite prochaine. Rendez-vous est pris pour le 19 janvier, au cours de la soutenance de thèse de Beauchêne fils, très bon chirurgien en devenir, bonapartiste convaincu et prosecteur à l'École pratique. Son père est médecin à Paris et soigne un ami très proche de Fontanes, le sieur Joubert. Ayant exercé à la Cour de Louis XVI, il suit la famille royale en exil et en devient un proche. De retour en France, il a la charge d'un service à l'hôpital du Gros-Caillou. La thèse de Beauchêne fils s'intitule *Considérations sur l'organisation de l'œil et sur l'opération de la cataracte appliquée au traitement des animaux domestiques.* Elle est présidée par Thouret lui-même.
Quelque temps plus tard, Fontanes revient présider la séance d'hommages rendus par Leroux, le successeur de Thouret, à la mort de Fourcroy.

À la Restauration, le concours public est supprimé. C'est le Roi, en personne, qui nomme les enseignants et leur attribue une chaire. En novembre 1822, onze professeurs de la Faculté, ayant tous acquis une notoriété internationale, sont démis de leurs fonctions. Ils exercent tous depuis 1803. Il s'agit de de Jussieu, l'ancien vice-recteur, du doyen Leroux, des professeurs Chaussier, Desgenettes, Deyeux, Antoine Dubois, Lallement, Moreau de la Sarthe, Pelletan, Pinel et Vauquelin. Lors de l'éloge funèbre prononcé en hommage à Hallé qui se tient dans le Grand amphithéâtre, Desgenettes tient des propos discutables sur le défunt en laissant entendre qu'il n'a jamais été capable d'imposer ses *« propres convictions »*, ce qui déclenche un tollé accompagné d'applaudissements mettant le vice-recteur dans une situation très difficile. Quelques jours après, les cours sont annulés et les enseignants ayant des affinités prononcées pour l'Empire sont tous révoqués. La Faculté rouvre ses portes en février 1823, avec de nouveaux professeurs avec des convictions fidèles au régime en place, dont Laennec. À l'arrivée de Louis-Philippe au pouvoir, ces nouveaux enseignants sont tous, chacun leur tour, renvoyés, hormis Laennec et Bertin décédés entre-temps.
Antoine Dubois, Deyeux, Desgenettes, Lallement et le doyen Leroux, tous bonapartistes rescapés, sont alors de retour. Trop âgé, Leroux ne reprend pas sa fonction de doyen qu'il confie alors à Dubois.

Sous l'impulsion de Jean-Nicolas Corvisart et de Fourcroy, la Faculté de médecine de Paris devient incontournable dans le milieu médical français et au sein de l'Empire. Lui assurant ainsi une hégémonie indéniable, elle voit tous les plus grands noms s'y succéder, ceux officiant sous l'Empire et bien après. Centralisant les pouvoirs, elle répond à des missions essentielles de santé publique et forme les médecins, et chirurgiens de la Grande Armée. Enfin, pour donner suite à la réforme de 1794 organisée par Fourcroy, qui crée par la même occasion l'enseignement hospitalo-universitaire, et suite également à l'apparition de l'Université impériale mise en place par le même homme, elle est à la base de tous les préceptes et de toutes les institutions de la médecine du XXIe siècle, celle que nous connaissons aujourd'hui.

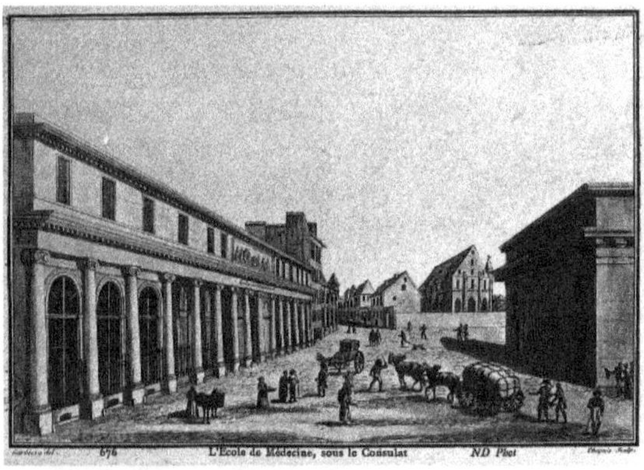

École de médecine sous le Consulat (© BIUS).

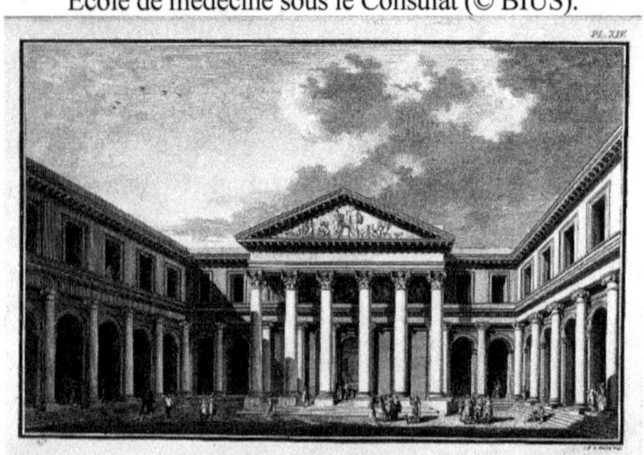

Vue du péristyle d'entrée de la cour d'honneur des Écoles de chirurgie (© BIUS).

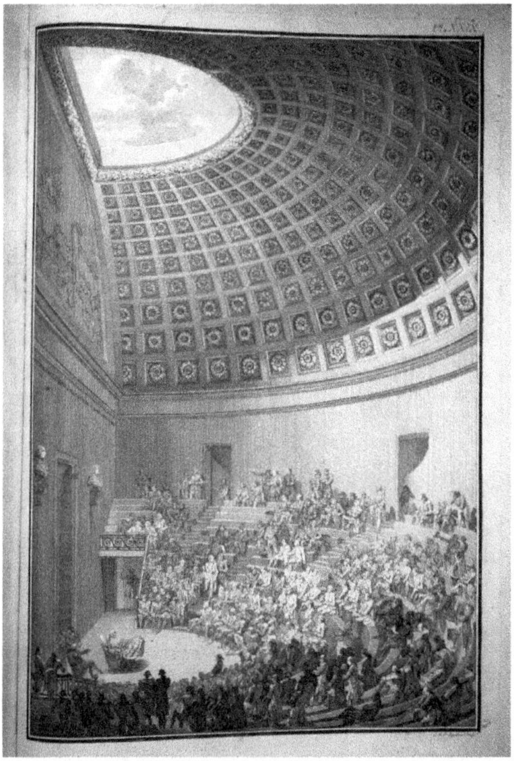

L'intérieur du grand amphithéâtre (1780)
(© BIUS).

Les enseignants de l'École de médecine, future Faculté de médecine de Paris sous l'Empire

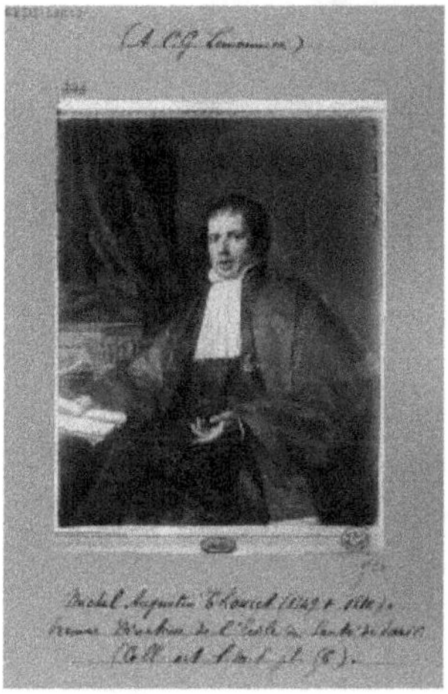

Doyen Michel Augustin Thouret
(1749-1810) (© BIUS).
Directeur depuis 1795,
doyen en 1808 jusqu'en 1810.

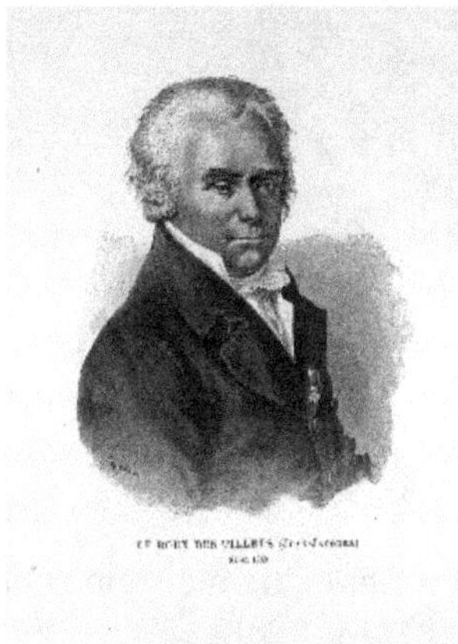

Successeur :
Jean-Jacques Leroux des Tillets
(1749-1832) (© BIUS).
Doyen de 1810 à 1822

- Chaire de chimie médicale et de pharmacie

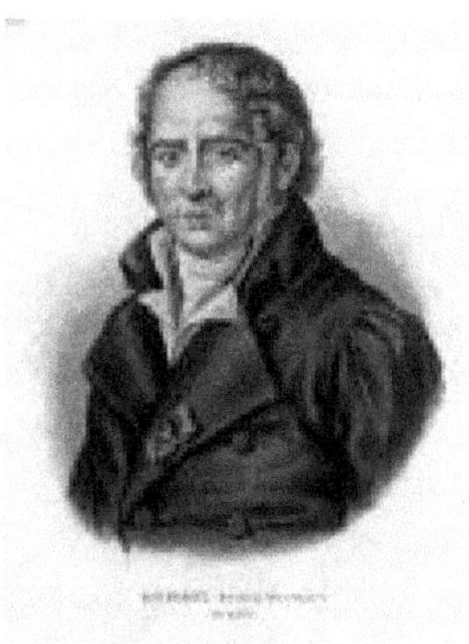

Antoine François Fourcroy
(1755-1809) (© BIUS).

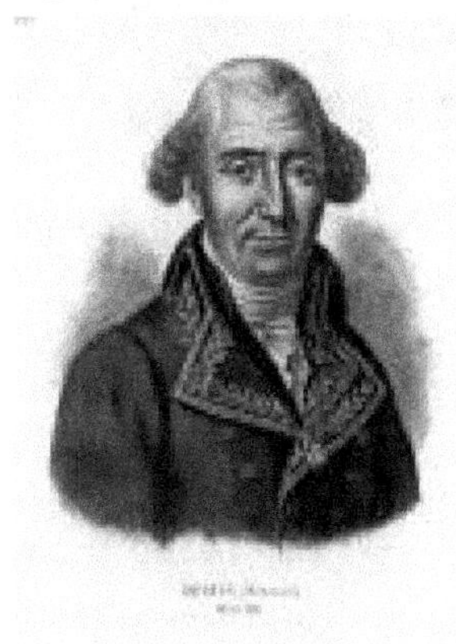

Nicolas Deyeux
(1745-1837) (© BIUS).

- Chaire d'anatomie et de physiologie

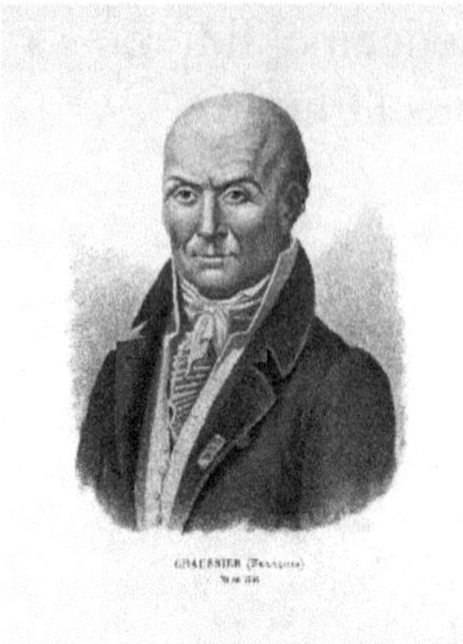

François Chaussier (1746-1828) (© BIUS).

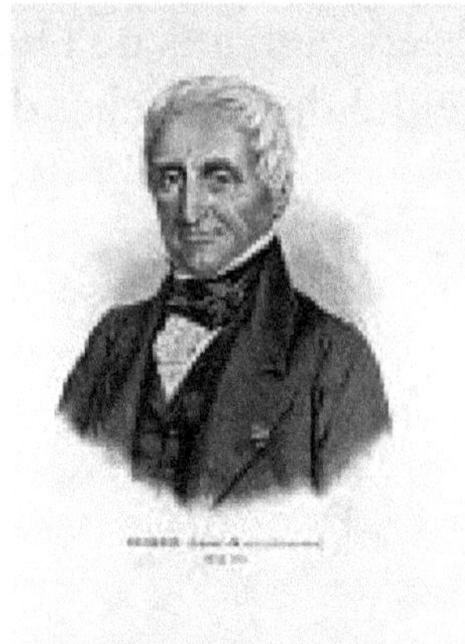

André Marie Constant Duméril (1774-1860) (© BIUS).

- Chaire de médecine opératoire

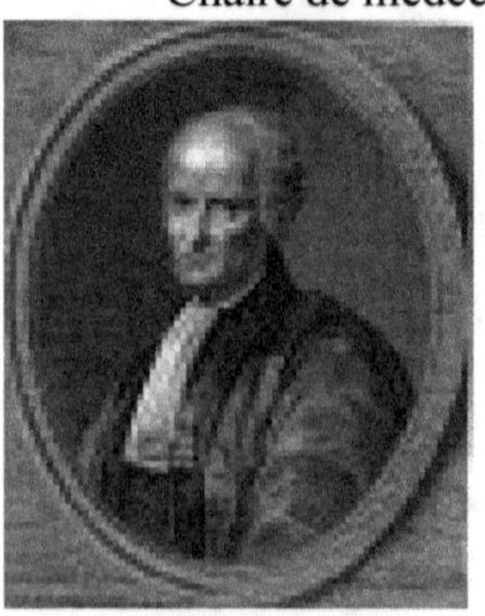

Raphaël Bienvenu Sabatier (1732-1811) (© BIUS).

- Chaire de médecine légale et d'histoire de la médecine

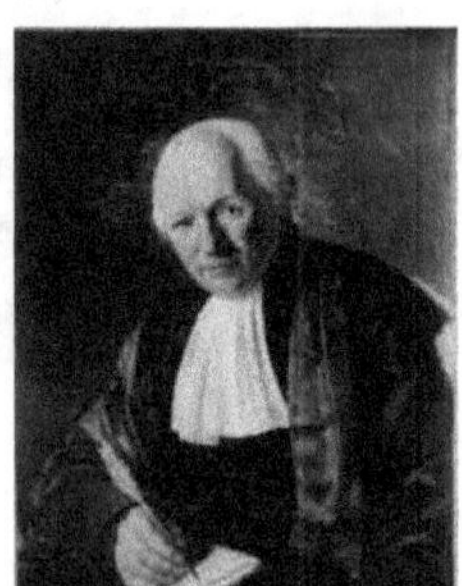

Pierre Sue (1739-1816) (© BIUS).

- Chaire d'histoire naturelle médicale

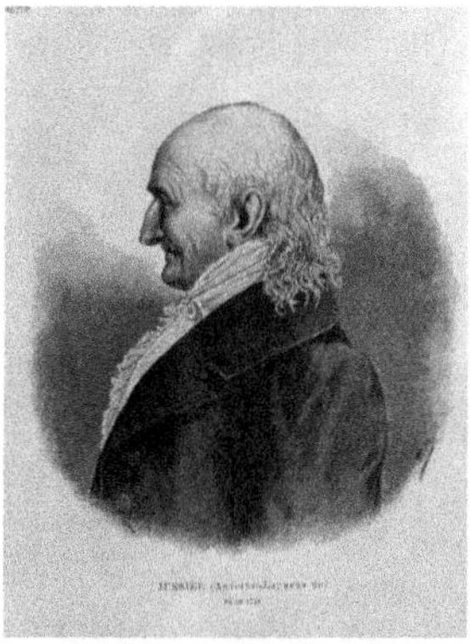

Antoine Laurent de Jussieu (1748-1836) (© BIUS). Professeur de botanique au Jardin du Roi. Professeur d'histoire naturelle médicale. Membre de l'Académie royale de médecine et de l'Institut.

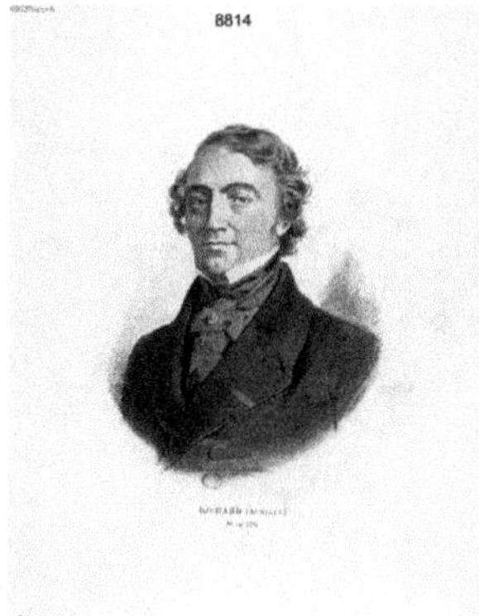

Achille Richard (1794-1852) (© BIUS). Membre de l'Académie royale de médecine

- Chaire de physique médicale et d'hygiène

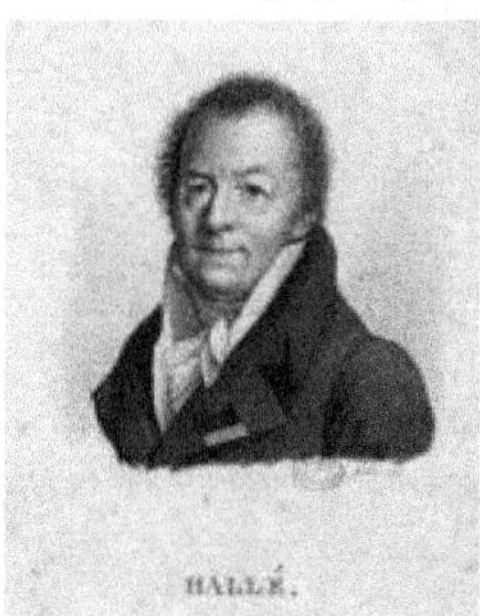

Jean-Noël Hallé (1754-1822) © BIU Santé, Réf. CIPB1002).

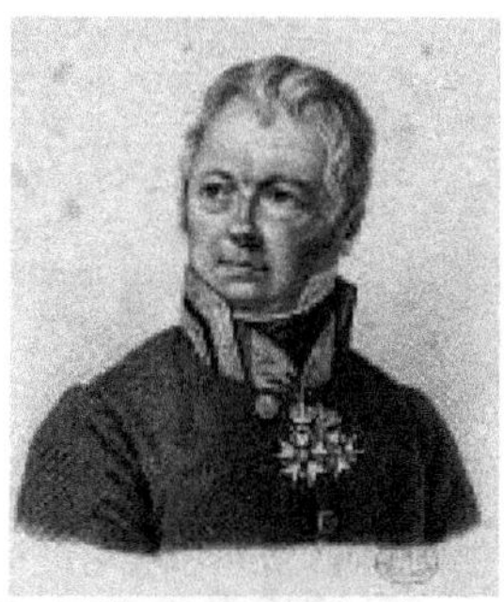

René-Nicolas Dufriche Desgenettes (1762-1837) (© BIUS).

- Chaire de pathologie externe

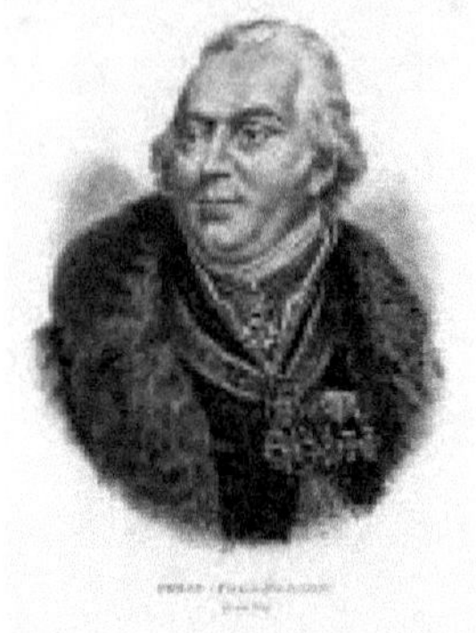

Pierre François Percy (1754-1825) (© BIUS).

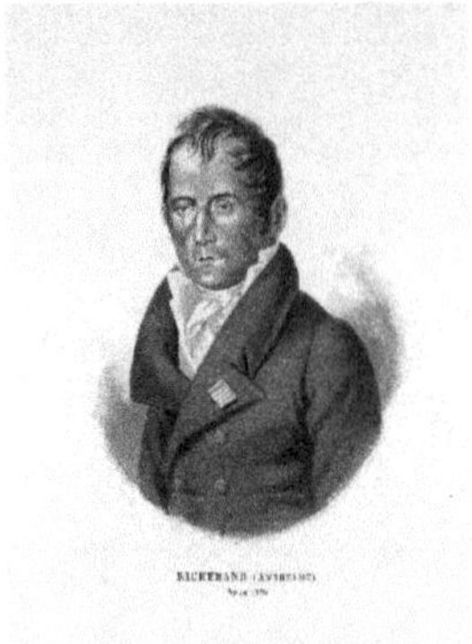

Anthelme Balthasar Richerand (1779-1840) (© BIUS).

- Chaire de pathologie interne

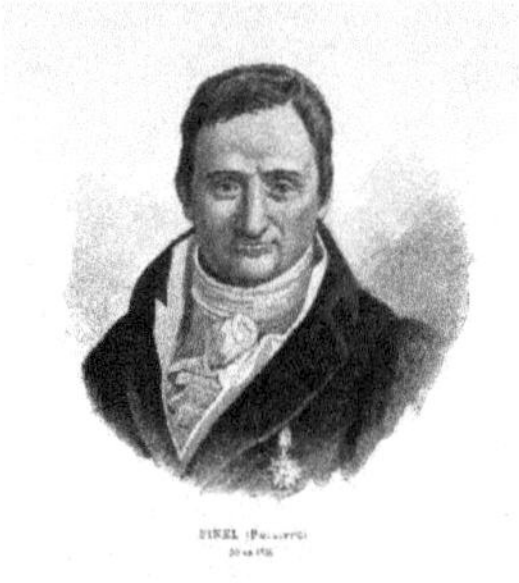

Philippe Pinel (1745-1826) (© BIUS).

- Chaire de l'art des accouchements

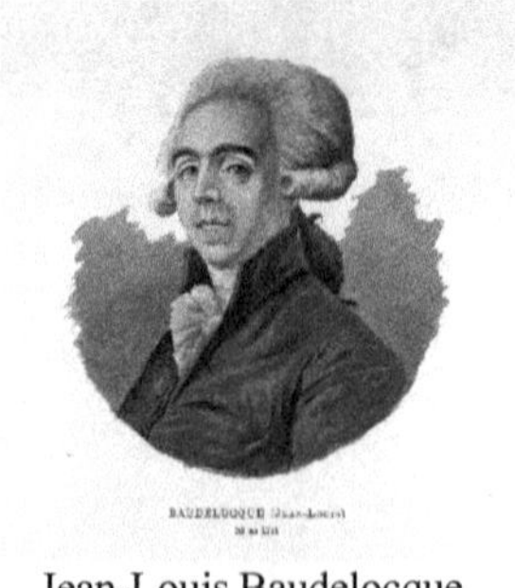

Jean-Louis Baudelocque (1745-1810) (© BIUS).

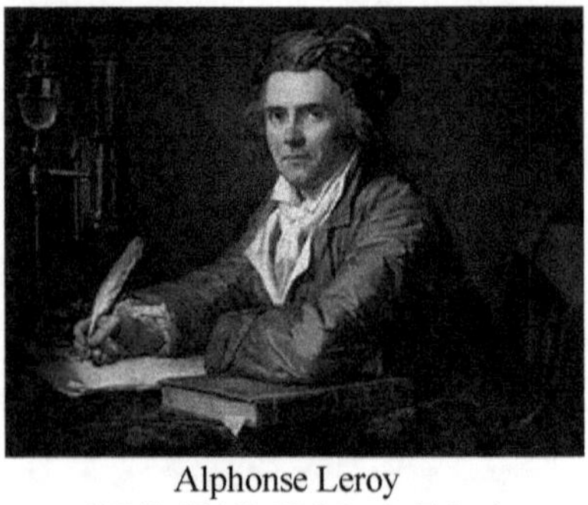

Alphonse Leroy (1742-1816) (© Musée Fabre)

- Clinique interne à la Charité

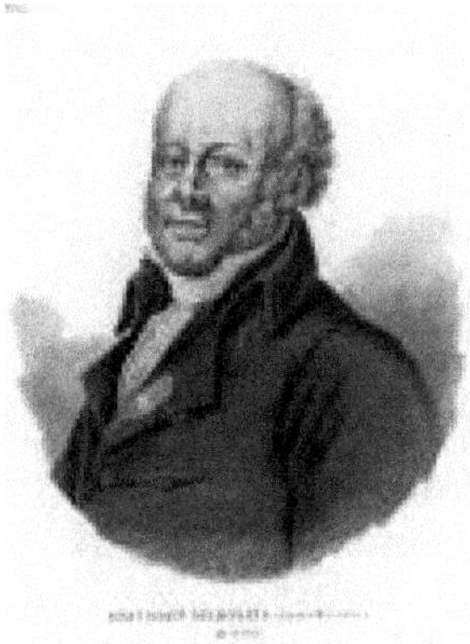

Jean-Nicolas Corvisart
(1755-1821) (© BIUS).

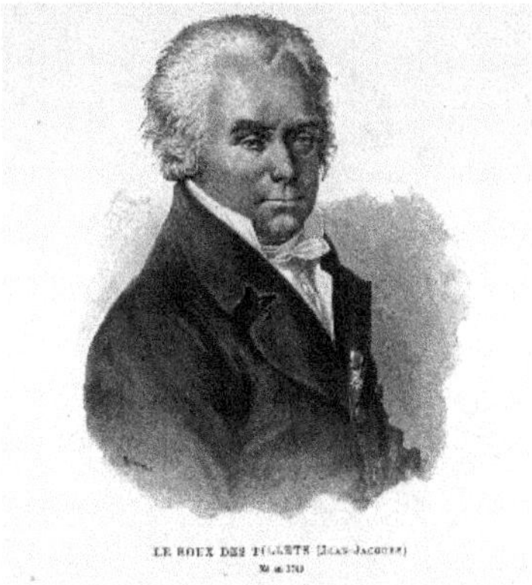

Jean-Jacques Leroux des Tillets
(1749-1832) (© BIUS).

- Clinique externe à l'Hôtel-Dieu

Philippe-Jean Pelletan (1747-1829). - Pas de photo pour Philippe-Jean Pelletan. Il y a confusion dans les photos entre Philippe-Jean et Pierre Pelletan, le père et le fils tous deux médecins, entre l'Académie nationale de Médecine et la BIU Santé, l'une attribuant la même illustration à l'un ou à l'autre. Nous avons choisi de ne rien mettre.

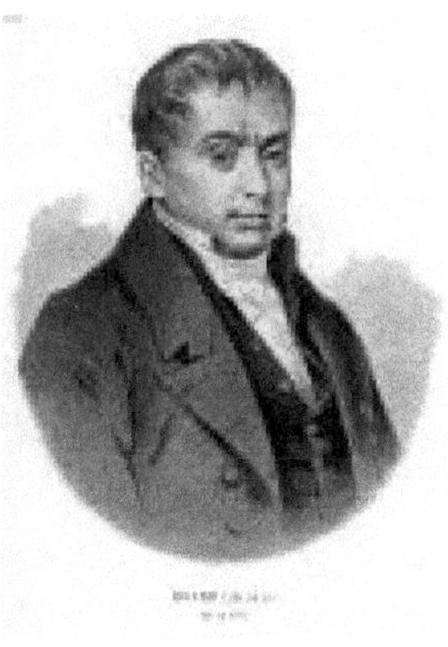

Alexis Boyer (1757-1833) (© BIUS).

- Clinique de perfectionnement à la Faculté

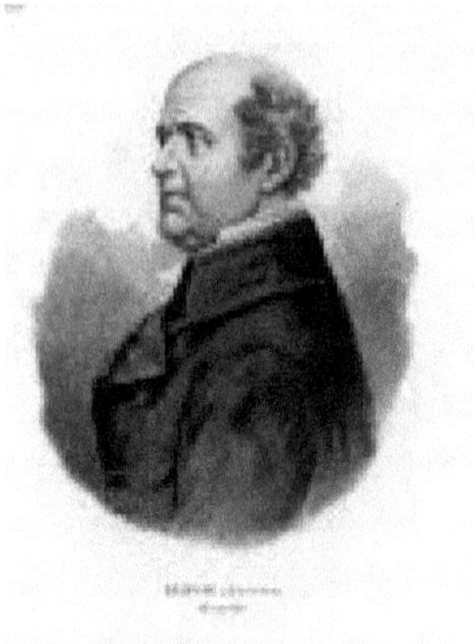

Antoine Dubois (1757-1837) (© BIUS).

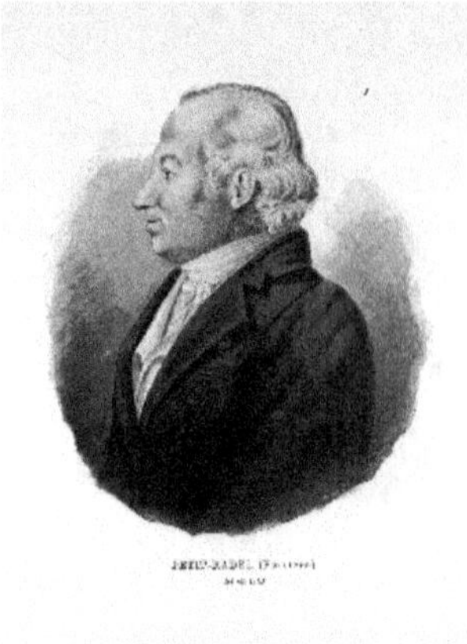

Philippe Petit-Radel (1749-1815) (© BIUS).

La vie privée de Corvisart

Si la réussite professionnelle de Corvisart est indiscutable, sa vie privée, très discrète, a fait l'objet de nombreux déboires conjugaux. Tout commence en 1792. Il fait la connaissance de Mme Anne-Marie Drouillard, veuve de Lonpré. Elle est née à Saint-Domingue en 1752. Elle vient d'arriver à Paris pour y faire élever sa fille et fuir l'ambiance coloniale. Elle séduit notre homme très rapidement. Celui-ci la demande en mariage, mais Mme de Longpré refuse : elle ne veut pas s'engager tant que sa fille n'est pas mariée. Touchée par sa déclaration, elle ne demeure pas insensible à ses avances. Elle lui donne un fils, Gustave-Publicola, né le 7 août 1793. Cet enfant illégitime est mis en nourrice à Paris, puis dans une ferme proche de Sens. Les choses se compliquent. Mlle de Longpré prend un amant, M. Héliaud d'Ingrande. Le mariage de Mme de Longpré avec notre médecin est finalement décidé. Les formalités étant longues, elle décide d'habiter chez son nouvel amant et de reçupérer son jeune fils.
Corvisart obtient gain de cause bien que les démarches aient été laborieuses et longues. Le mariage est enfin célébré.
Les époux ont pris soin de signer un contrat devant notaire portant sur une non-communauté des biens. En effet, Mme de Longpré dispose théoriquement de 400 000 francs de rentes annuelles tandis que Corvisart ne dispose que de ses honoraires.
Malheureusement, onze mois plus tard, le petit Gustave-Publicola décède en l'espace de trois jours d'une maladie infectieuse. Dès lors, la discorde s'installe entre les époux. Jean-Nicolas aimait cet enfant, mais pas Mme de Longpré. Il déserte le foyer et courtise d'autres femmes. Ce mariage s'est révélé être une erreur.
Les difficultés survenues à Saint-Domingue, en particulier la révolte des populations noires, rendent le paiement des revenus coloniaux aléatoires. L'épouse devient infidèle et dilapide sans scrupule l'argent de Corvisart. Ce dernier était décidé à divorcer depuis longtemps. L'épouse se retire alors dans un petit appartement rue de Grenelle.

Corvisart demeure intransigeant et multiplie les démarches pour faire aboutir la procédure de divorce. Désargentée, Mme de Longpré demande le rétablissement de sa pension alimentaire et son ex-mari est condamné à verser à Mme de Longpré une pension de 2 400 francs par an. Le médecin a été contraint de s'exécuter.

L'enseignant

Corvisart est devenu professeur à L'École de santé de Paris, nous l'avons vu précédemment. Mais avant cela, il a fait ses classes.
Il effectue son travail comme adjoint du professeur d'anatomie en 1783, puis, quelques mois plus tard, se voit confier par le Pr Desault l'honneur de le seconder dans ses cours de médecine opératoire. Mais, c'est à l'hôpital de la Charité qu'il donne la pleine mesure de son talent et de ses compétences.
L'hôpital de la Charité est alors l'hôpital le plus moderne et le mieux tenu de la capitale. Il y existe un service de chirurgie jouissant d'une bonne réputation et un service de médecine ayant trois praticiens.
Chaque matin, le jeune médecin parcourt les salles avec ses élèves après quoi il leur donne une leçon magistrale à l'amphithéâtre. Le diagnostic est l'objet de ses préoccupations les plus attentives. Il perfectionne le procédé de la percussion imaginé par Auenbrugger en 1761. Chaque fois qu'il en a l'occasion, l'autopsie confirme son diagnostic.
En 1795, il est nommé professeur titulaire de la chaire de clinique interne de la nouvelle École de santé de Paris où il enseigne jusqu'en 1807.
En 1796, il anime la Société médicale d'émulation instaurée en la même année. L'objet est d'y discuter les difficultés rencontrées par les jeunes médecins au quotidien.
Cette année-là, il est nommé professeur au Collège de France.
En 1797, les écoles de santé sont incorporées dans le cadre de la nouvelle université. Le statut des professeurs est renforcé. Corvisart est titularisé à la chaire de médecine pratique et il n'hésite pas à fournir ses idées au Collège de France. Sa renommée dépasse les frontières, les étudiants affluent du monde entier.
À l'hôpital de la Charité, il rend obligatoires l'observation et l'examen du malade, ce qui constitue un examen clinique, avec anamnèse et étude des antécédents. *« Chaque matin, au lit du malade, il apprenait à ses élèves les lois de l'observation médicale, les procédés d'inspection et d'investigation. »* Il possède *« le don*

de voir et de faire voir... » Il dicte aussi ses prescriptions. Il organise son service comme ceux d'aujourd'hui.
Corvisart de dire : *« Toute théorie se tait et s'évanouit toujours au lit du malade pour céder la place à l'observation et à l'expérience. Or, sur quoi se fondent l'observation et l'expérience si ce n'est sur le rapport de nos sens ? » « >Le coup d'œil du médecin l'emporte toujours sur la plus vaste érudition... La médecine des symptômes entrera peu à peu en clinique toute entière ordonnée à l'anatomie pathologique... Ouvrez les cadavres : vous verrez aussitôt disparaître l'obscurité que la seule observation n'avait pu dissiper... »*

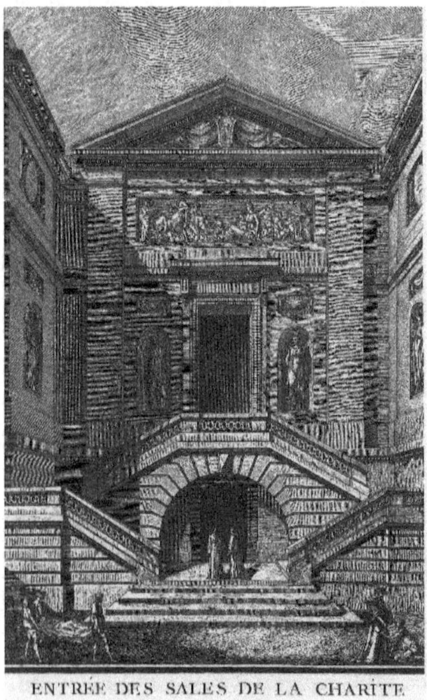

Entrée des salles de la Charité
(cf. Rabusson, 1988 ; Xavier Riaud, collection privée).

La médecine moderne est née.
Il passe de l'observation passive à l'observation active. Il est l'un des créateurs de l'anatomopathologie qui établit un parallèle entre

les lésions de l'organe malade (post-mortem) et les signes apparents de la maladie. Il espère tirer un enseignement des liens de causalité en quête de vérité. Corvisart y fait aussi bâtir un amphithéâtre d'anatomie. En 1801, il est rédacteur en chef du *Journal de médecine, chirurgie et pharmacie.* Il publie les articles d'universitaires.

Devenu officiellement le médecin personnel de Bonaparte en 1802, il prend le titre de médecin du gouvernement, poste créé spécialement pour lui, ce qui lui confère un véritable statut de ministre de la Santé.
Ses fonctions permettent à Corvisart de participer activement aux réformes de la médecine française en profondeur. La médecine ne peut s'exercer qu'après l'obtention d'un diplôme après des études (loi du 8 mars 1803 entièrement de son fait). Il crée une police de la médecine et de la pharmacie. Il contribue à l'instauration d'un concours d'internat des hôpitaux. Il veut moderniser tout l'enseignement et la structure des hôpitaux.

Devenu Premier médecin de l'Empereur, tout entier à sa nouvelle fonction, il doit renoncer à ses charges de professeur. Ses collègues, admiratifs et par faveur spéciale, ont décidé de lui confier l'honorariat, mais avec tous les privilèges d'un professeur en activité.

En 1805, Corvisart qui enseigne la médecine au Collège de France se retire et désigne son successeur, qui n'est autre que son grand ami Jean-Noël Hallé.

En 1806, Corvisart publie son œuvre de référence intitulée *Essai sur les maladies et les lésions organiques du cœur et des gros vaisseaux* dont l'idée lui aurait été suggérée par Napoléon lui-même au cours d'une conversation.
Cette même année, il décide d'allouer ses émoluments de professeurs à des prix destinés aux étudiants les plus assidus en cours et qui ont brillé par leurs travaux. 11 médailles (10 en argent et 1 en or) sont remises en 1810 pour les meilleurs étudiants au sein de la Société d'émulation.
Devenu membre de l'Académie des Sciences en 1811 et de l'Académie royale de médecine en 1820, Corvisart constate que ses

disciples s'y multiplient. La plupart des futurs compagnons qui l'intègrent ont été ses élèves : Laennec, Bayle, Bouillaud en particulier.
Trois livres importants sont publiés par Jean-Nicolas Corvisart.
- Essai sur les maladies et les lésions organiques du cœur et des gros vaisseaux, extrait des leçons cliniques. Imp. de Migneret. Paris. 1806.
- Essai sur les maladies et les lésions organiques du cœur et des gros vaisseaux, suivi de : Nouvelle méthode pour reconnaître les maladies internes de la poitrine par la percussion de la cavité, par Auenbrugger, Imp. de Migneret. Paris. 1808.
Suivi de : Recherches sur la phtisie pulmonaire par Bayle. A. Delahays. Paris. 1855.
- Essai sur les maladies et les lésions organiques du cœur et des gros vaisseaux. Imp. de Magne. 1811.

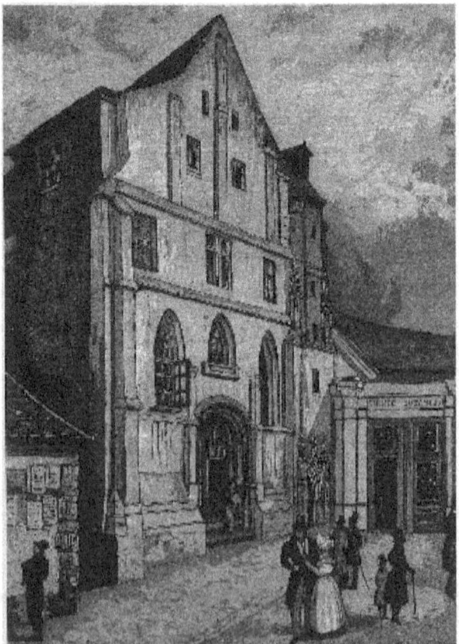

L'École pratique de médecine
(cf. Rabusson, 1988 ; Xavier Riaud, collection privée).

ESSAI

SUR

LES MALADIES ET LES LÉSIONS ORGANIQUES DU CŒUR ET DES GROS VAISSEAUX;

EXTRAIT DES LEÇONS CLINIQUES

Du J. N. CORVISART, premier Médecin de LL. MM. II. et RR. Offic.r de la Lég. d'honneur, Professeur hon.re de l'Ecole de Méd. de Paris et du Collège imp.l de France; Médecin en chef Adj. de l'Hôp. de la Charité, Médecin cons. du I.er Dispensaire, et Membre de la plupart des Soc. sav. de la France.

PUBLIÉ, SOUS SES YEUX,

Par C. E. HOREAU, Docteur en Médecine, Chirurgien des Infirmerie et Maison de l'Empereur et Roi.

DÉDIÉ A L'EMPEREUR.

Hæret lateri lethalis arundo.
VIRG., Æneid.

A PARIS,
DE L'IMPRIMERIE DE MIGNERET.
1806.

NOUVELLE MÉTHODE

POUR RECONNAITRE

LES MALADIES INTERNES

DE LA POITRINE

PAR LA PERCUSSION DE CETTE CAVITÉ,

PAR AVENBRUGGER,

Médecin ordinaire de la Nation Espagnole dans l'Hôpital impérial, à Vienne en Autriche ;

OUVRAGE TRADUIT DU LATIN ET COMMENTÉ

PAR J. N. CORVISART,

Premier Médecin de S. M. l'Empereur et Roi, Offic.r de la Lég. d'honneur, premier Médecin hon.re et premier Médecin consultant de S. M. le Roi de Hollande ; Commandeur de l'Ordre Royal de Hollande ; Professeur hon.re de médecine clinique à l'École de Paris, Professeur hon.re de médecine au Collège de France ; Médecin de l'Hôp. de la Charité ; Associé hon.re de l'Académie Imp.le Joséphine de Vienne, de la Soc. Roy.le de Naples, de la Société Méd.le d'Emulation de Paris ; et Membre de la plupart des Sociétés savantes de l'Empire.

Insonuère cavæ....
VIRG., ÆNEID.

A PARIS,

DE L'IMPRIMERIE DE MIGNERET.

1808.

Corvisart et Napoléon

En juillet 1801, Corvisart rencontre Napoléon et Joséphine de Beauharnais. Napoléon est séduit par l'homme et la sûreté de son diagnostic. C'est Joséphine de Beauharnais qui le présente à Napoléon. On sait toute la méfiance de ce dernier vis-à-vis des médecins. Pourtant, le médecin parvient à gagner la confiance du Premier Consul par ses manières tranquilles et la sûreté de son diagnostic. Bonaparte a déclaré sur ce moment, cet échange, le tout premier entre les deux hommes : *« Je vis qu'il avait compris ma nature et qu'il était le médecin qui me convenait ».*

De retour d'Italie en septembre 1797, il donne sa démission au Directoire. Le prétexte avancé est qu'il se porte mal et qu'il a besoin de se reposer. Se sentant mieux, il accepte en fin d'année la responsabilité de l'armée d'Égypte. Malgré tout, il est dépeint par un proche comme très maigre, de teint jaune, avec des globes oculaires enfoncés dans leurs orbites et des poussées de fièvre très fréquentes. Corvisart l'ausculte et diagnostique une inflammation pulmonaire lors de cette première rencontre, en juillet 1801. La complicité intellectuelle est immédiate et ne cessera de s'accroître. À chaque consultation, le général taquine le médecin sur sa profession et si ce dernier rentre dans une diatribe de défense, il reste imperturbable quand la nécessité de poser un diagnostic est indispensable.

Bonaparte s'attache ses services et en fait son Premier médecin, charge assortie d'appointements confortables et le couvre d'honneurs. Le Premier Consul n'en reste pas là.

Le 10 juillet, il le fait nommer au poste de médecin du gouvernement et le missionne pour assister les pouvoirs publics dans leur lutte contre les épidémies et toutes les maladies contagieuses. Il devient ainsi l'équivalent d'un véritable ministre de la Santé. Il doit les suppléer dans la prévention également.

Il est aussi responsable de l'organisation et du fonctionnement du service de santé de la Maison impériale. Corvisart choisit les médecins pouvant remplir les fonctions auprès de la famille impériale. Les candidatures sont très nombreuses.

Corvisart garde une honnêteté indéfectible envers ses confrères.

1802 est un tournant : Corvisart montre une rigueur scientifique, une analyse méticuleuse de l'étiologie d'une maladie qui témoigne de son grand sens clinique.
Dès 1801, il soigne avec succès le Premier Consul qui a des troubles digestifs en lui prescrivant un régime alimentaire strict.
Les aphorismes recueillis à l'hôpital de la Charité en 1802 par Laennec aux leçons de son maître Jean-Nicolas Corvisart sont consacrés pour une large part à la cardiologie. Ils illustrent les méthodes d'enseignement de Corvisart et permettent surtout de discerner ses conceptions médicales fondées sur la finesse de l'étude sémiologique, la rigueur de l'examen clinique, l'analyse des symptômes et leur confrontation avec les données anatomiques, ouvrant ainsi l'ère de la méthode anatomoclinique et d'une nouvelle médecine, que devait poursuivre et amplifier son élève Laennec. Il a eu la prémonition de pathologies, notamment cardiaques, qui seront identifiées beaucoup plus tard.
Sous son impulsion, ou avec son approbation, un certain nombre de réformes importantes ont été réalisées : loi du 10 mars 1803 mettant fin à la liberté d'exercer la médecine sans diplôme, décret sur la police de la médecine et de la pharmacie, loi réglementant la préparation et la vente de médicaments, décision de créer un concours d'élèves internes des hôpitaux chargés de surveiller les malades en l'absence du chef de service. Ces dispositions sont encore en vigueur aujourd'hui.

La Légion d'honneur est créée par Bonaparte, Premier Consul, le 19 mai 1802. Elle est décernée aux militaires et aux civils dont les services rendus à la nation sont incontestables. Les premières décorations sont remises le 14 juillet 1804.
Donc, le 14 juillet 1804, Corvisart reçoit la Légion d'honneur, dans la première promotion, et le 19 juillet 1804, il devient Premier médecin de Sa Majesté. Ce n'est que le 2 décembre 1804 que Napoléon Ier prête serment à Notre-Dame et devient Empereur. Ses nouvelles charges l'accaparant, il doit renoncer à ses fonctions d'enseignant.

Ses jours de service sont le mercredi et le samedi. Il consulte l'Empereur et il vient rarement un autre jour. Il assiste au lever, puis au coucher de Napoléon. Si celui-ci ne respecte pas les

prescriptions, il le réprimande. Napoléon apprécie beaucoup leurs échanges et leurs conversations. Pourtant, l'Empereur est très méfiant envers les médecins et se montre sceptique envers l'utilité de la médecine.
Certes, Corvisart admet l'incertitude des sciences médicales, mais il se montre ferme et défend l'importance de la médecine.
« Ne croyez-vous pas, dit l'Empereur à Corvisart, *que, vu l'incertitude de la médecine et l'ignorance des mains qui l'emploient, ses résultats pris en masse sont plus funestes aux peuples qu'utiles ? »*
Il ajoute : *« Et vous-même, n'avez-vous jamais tué personne de vos remèdes ? »*
« Sans doute, répond avec malice son médecin, *mais je ne dois pas l'avoir plus sur la conscience que Votre Majesté, qui aurait fait périr des cavaliers, non parce qu'elle aurait ordonné une mauvaise manœuvre, mais parce qu'il s'est trouvé sur leur route un fossé, un précipice qu'elle n'avait pu voir. »*

Il refuse tout logement aux Tuileries. Pendant 10 ans, le médecin ne quitte plus son illustre patient. En Italie (1805), en Autriche (1809), il est au côté de son illustre patient en permanence.

La noblesse d'Empire est instituée en 1804 avec l'avènement de l'Empire et la création des premiers titres princiers au sein de la famille impériale. En 1806, les titres de duc sont introduits, suivis de ceux de chevalier, de baron et de comte en 1808.
Le 27 novembre 1808, Napoléon anoblit son médecin et en fait un baron d'Empire avec une dotation de 10 000 francs. Il lui remet ses lettres d'anoblissement au camp impérial d'Aranda de Duero.

Fin 1808, des crises de douleurs gastriques intenses et répétées se manifestent pour la première fois. Corvisart est convaincu que l'Empereur prend ses repas trop vite. Napoléon commence à grossir.
Appelé d'urgence par le Dr Lanefranque qui suit l'Empereur, il visite en 1809 un champ de bataille à Schönbrunn, pour la seule et unique fois.
Alors au château de Schönbrunn, une éruption à la partie postérieure du cou survient qui alarme tout l'entourage au point de consulter l'ancien médecin de Joseph II, Jean-Pierre Franck, qui

diagnostique un vice dartreux, ce qui est très grave. Corvisart est appelé en urgence, rassure tout le monde et applique un simple vésicatoire qui guérit Napoléon en 4 jours. Sans récidive.
C'est Corvisart qui affirme la stérilité de Joséphine et qui essaye de la traiter. Mais, sa patiente lui demande toujours plus de médicaments. La médecin finit par lui donner un placebo à base de mie de pain enveloppée dans du papier d'argent.
En 1809, il est l'émissaire qui confirme à Napoléon que Marie Walewska est enceinte. Cette année-là, il assiste aussi Joséphine qui est en pleine détresse dans son divorce avec l'Empereur. Quelques jours plus tard, lorsque l'Impératrice s'évanouit réellement après avoir annoncé officiellement qu'elle consent au divorce, le baron Corvisart se rend à nouveau à son chevet. Bien qu'ami de Joséphine, il sait gagner la confiance de Marie-Louise dès son arrivée en France.

Le 20 mars 1811, il apporte son soutien à Antoine Dubois qui accouche l'impératrice Marie-Louise. À 6 heures du matin, un communiqué du palais est publié : *« Sa Majesté l'impératrice a commencé à éprouver hier au soir, vers les huit heures, des douleurs pour l'accouchement. Elles se sont ralenties dans la nuit et ont presque cessé avec le jour. Sa Majesté se trouve d'ailleurs dans le meilleur état. Signé Corvisart. 20 mars à six heures du matin »*
L'Impératrice souffre et crie. Napoléon s'impatiente. À Dubois, il s'exclame : *« Qu'attendez-vous pour la délivrer ? »* Le médecin de répondre : *« Sire, je ne puis rien faire qu'en présence de Corvisart. »* Ce dernier est parti se coucher. Napoléon rétorque à Dubois que s'il a besoin d'une caution morale, alors qu'il le prenne lui.
Au cours de la délivrance, effectuée sans aucune anesthésie, assisté de deux autres médecins, Bourdier et Yvan, Corvisart tient fermement la femme enceinte pendant que Dubois officie. L'accouchement est très difficile. À 9h00, l'enfant est sorti du ventre de sa mère, mais il ne donne aucun signe de vie. Au choix cruel de sauver la mère ou l'enfant, Napoléon répond qu'il souhaite conserver sa femme. L'enfant est alors laissé de côté. C'est Corvisart qui patiemment le sauve en le frictionnant et réanime l'enfant. Il lui a fallu 7 longues minutes. Interminables minutes.

Cette année-là, Corvisart siège à l'Académie des sciences et il est élu à l'Académie de médecine en 1820, dès sa création. Il est membre de toutes les sociétés savantes d'Europe. Commandeur de l'Ordre de la Réunion, il est un des premiers nominés le 29 février 1812.
Napoléon abdique en 1814, il est accablé. Corvisart suit Marie-Louise, de Blois jusqu'à Vienne qu'il quitte le 20 mai. Il se retire à la campagne et n'en sort que rarement. Il quitte le monde médical. Toutefois, il reste en contact avec l'Impératrice et son fils qu'il accompagne et aide dans la vie. Il a une crise d'apoplexie, à la nouvelle de l'abdication de Napoléon.
L'Empereur déchu, à la veille de son départ pour l'île d'Elbe, lui tient ce propos : « *J'ai vu avec plaisir la bonne conduite que vous avez tenue dans ces derniers temps. Où tant d'autres se sont mal conduits. Je vous en sais gré et cela confirme l'opinion que j'avais conçue de votre caractère. Donnez-moi des nouvelles de Marie-Louise et ne doutez jamais des sentiments que je vous porte ; ne vous livrez pas à des idées mélancoliques et j'espère que vous vivrez encore pour rendre des services et pour vos amis* ».

Pendant les Cent-Jours, Corvisart redevient le Premier médecin de l'Empereur. Il se retire après Waterloo. À cette époque, Corvisart est atteint par la limite d'âge. Il est l'un des derniers à saluer Napoléon avant qu'il ne rejoigne Rochefort, puis l'île d'Elbe. Napoléon dit de lui qu'il est « *un habile et un honnête homme* ». Le nombre de ses disciples ne cessant de s'accroître, il contribue ainsi dans une large mesure à former toute une génération de médecins avides de nouveautés et d'efficacité. Beaucoup d'entre eux devaient devenir célèbres si bien que quarante ans plus tard, l'un des membres de l'Académie royale de médecine fondée en 1820 par Louis XVIII a pu fort justement déclarer que la plupart des membres de la savante compagnie ont été ses élèves.
Il a pu s'honorer d'avoir dirigé les premiers pas d'un Laennec, l'inventeur du stéthoscope (1816) et l'immortel auteur du *Traité de l'auscultation médiate* (1819), d'un Bichat, l'un des plus grands anatomistes et physiologistes de tous les temps, d'un Dupuytren, chirurgien prestigieux et clinicien habile, d'un Broussais, l'ardent défenseur de la théorie de la médecine physiologique, d'un Bayle qui devait lui succéder un jour dans sa chaire de clinique interne et

reprendre ses études sur les maladies du cœur, d'un Bouillaud qui allait donner son nom à la maladie rhumatismale et de tant d'autres.

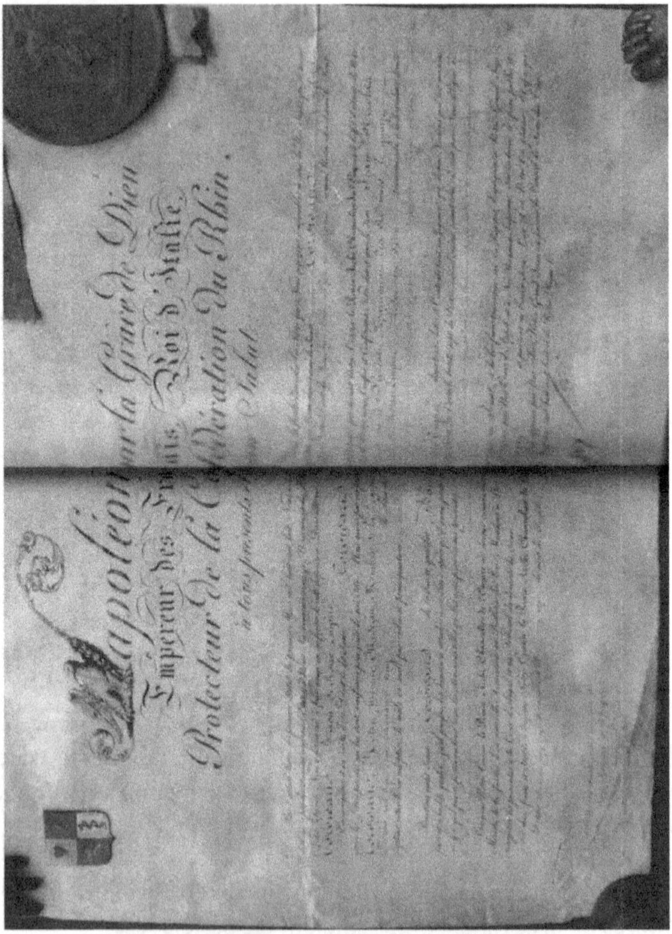
Napoléon par la Grâce de Dieu
Empereur des Français, Roi d'Italie,
Protecteur de la Confédération du Rhin,
Salut

Lettre d'anoblissement de Corvisart par Napoléon, le 27 novembre 1808, remise au camp impérial d'Aranda de Duero (cf. Rabusson, 1988 ; Xavier Riaud, collection privée).

Le service de santé personnel de Napoléon

Préoccupé au plus haut point par sa santé, Napoléon a établi un service de santé personnel aménagé sur le même mode que les anciens rois de France, c'est-à-dire directement rattaché à sa personne, qui le suivait partout, aussi bien en campagnes militaires que dans ses diverses résidences. La Maison de l'Empereur dispose donc de différents services qui sont placés sous diverses autorités comme le Grand aumônier, le Grand chambellan, le Grand maréchal du palais, le Grand écuyer, le Grand veneur, le Grand maître des cérémonies, l'Intendant général de la couronne et le Trésorier général de la couronne. Le service de santé personnel de l'Empereur est, quant à lui, placé sous la tutelle de l'Intendant général de la Maison qui n'est autre que Charles Pierre Claret de Fleurieu (1738-1810) en 1805, puis Pierre Antoine Noël Bruno Daru (1767-1829) en 1808, associé à Louis Costaz (1767-1842) en 1810, selon les Almanachs impériaux écrits de 1805 à 1813, les dates mentionnées pour ces trois personnages n'étant que celles où ils sont cités pour la première fois dans ces fameux registres et pas celles de leur nomination à ce poste (Almanachs impériaux, 1805-1813 ; Pouliquen, 2007).

Charles Pierre Claret de Fleurieu est un explorateur, un hydrographe, un homme politique français, ministre de la Marine sous Louis XVI (1790) et membre de l'Institut de France. Grand officier de la Légion d'honneur en 1805, il est fait comte d'Empire en 1808 (http://fr.wikipedia.org, 2010).

Pierre Antoine Noël Bruno Daru est fait comte d'Empire en 1809. En 1813, il est nommé Grand Aigle (croix) de la Légion d'honneur. Pair de France en 1819, il est membre de l'Académie française à partir de 1806 et membre libre de l'Académie des sciences en 1828 (http://fr.wikipedia.org, 2010).

Louis Costaz est élevé au rang de baron d'Empire en 1809. Membre de la Légion d'honneur, c'est un polytechnicien de formation qui participe à l'expédition d'Égypte. Préfet de la Manche, puis du nord, il dirige les Ponts-et-Chaussées (1813-1814) (http://fr.wikipedia.org, 2009).

SERVICE DE SANTÉ DE LA MAISON DE L'EMPEREUR (Almanachs impériaux, 1805-1813 ; Pouliquen, 2007) :

Premier médecin	Jean-Nicolas Corvisart (1805)
Médecin ordinaire	Hallé (1805)
Médecin de l'infirmerie et de la Maison impériale	Lanefranque (1806)
	Leclerc (1806) >> son nom n'apparaît plus dans les almanachs à partir de 1809.
	Guilloneau (1806)
	Lerminié (1809)
	Bayle (1809)
Médecins consultants	Paul Joseph Barthez (1806) >> son nom n'apparaît plus dans les almanachs à partir de 1807.
	Lepreux (1806)
	Malouët (1806)
	Pinel (1806)
	Andry (1809)
Premier chirurgien	Alexis Boyer (1805)
Chirurgien ordinaire	Alexandre Urbain Yvan (1805)
Chirurgien de l'infirmerie et de la Maison impériale	Horeau (1806)
	Varelliaud (1806)
	Ribes (1808)
	Jouan (1808) >> son nom n'apparaît plus dans les almanachs à partir de 1809.
	Lacournère (1809)
Chirurgiens consultants	Lassus (1806) >> son nom n'apparaît plus dans les almanachs à partir de 1809.
	Pelletan (1806)
	Pierre François Percy (1806)
	Sabatier (1806)
Chirurgien adjoint en survivance	Jouan (1809)
Chirurgien d'habitation à Saint-Cloud et aux autres lieux circonvoisins	Lassoujade (1809)
Premier pharmacien	Nicolas Deyeux (1806)
Pharmacien ordinaire	Charles Louis Cadet de Gassicourt

	(1806)
	Clarion (1806)
	Bouillon-Lagrange (1808) >> son nom n'apparaît plus dans les almanachs à partir de 1809.
	Rouyer (1809)
Médecin oculiste	De Wenzel (1806)
Chirurgien-dentiste	Jean-Joseph Dubois-Foucou
Chirurgien-bandagiste	Ronsil (1809) >> (Almanachs impériaux, 1805-1813 ; Pouliquen, 2007).

EXEMPLE TIRÉ DE L'ALMANACH IMPÉRIAL DE 1810 :
INTENDANCE GÉNÉRALE DE LA MAISON
M. le Comte DARU (C. ❋), *Conseiller d'État*, Intendant général
M. le Baron COSTAZ ❋, *Intendant des Bâtimens de la Couronne.*

***

SERVICE DE SANTÉ
Médecins.
M. le Baron de Corvisart (O. ❋) *Premier Médecin.*
M. le Chevalier Hallé ❋, *Médecin ordinaire.*
Médecin par Quartier
M. Lanefranque.
M. Guillonneau.
M. Lerminier.
M. Bayle.
Médecins consultans.
M. Malouët.
M. Lépreux ❋
M. Pinel ❋.
M. Andry.
Chirurgiens.
M. le Baron Boyer ❋ *Chirurgien.*
M. le Baron Yvan (O. ❋) *Chirurgien ordinaire.*
Chirurgiens par quartier.
M. Horeau. M. Lacournère.
M. Vareillaud M Ribes.
M. Jouan ❋, *Chirurgien adjoint en survivance*
M. Lassoujade, *Chirurgien d'habitation à Saint-Cloud et lieux circonvoisins.*
M. de Wenzel, *Médecin-oculiste*

Chirurgiens consultans.
M.Pelletan ✱. M. Sabatier ✱.
M. Percy (C. ✱). M. Dubois.
Chirurgien-dentiste. M. Dubois.
Chirurgien-bandagiste, M. Ronsil.
Pharmaciens.
M. Deyeux, *premier pharmacien*
Pharmaciens ordinaires.
M Clarion,
M. Cadet,
M. Rouyer,

Les Noms des Fonctionnaires publics, membres de la Légion d'honneur, sont, dans l'Almanach, suivis de ce signe, Savoir : Les Grands Officiers décorés du Grand Aigle (G. A. ✱). Les Grands Officiers (G. ✱). Les Commandans (G. ✱). Les Officiers (O. ✱). Et les Chevaliers (✱).

C'est Corvisart qui a la charge de nommer les médecins au service de l'Empereur. En 1805, Corvisart recommande Alexis Boyer à Napoléon pour le poste de Premier chirurgien de l'Empereur. En effet, convaincu qu'il n'a aucun ascendant sur Dubois, Corvisart lui avoue qu'il n'est pas choisi parce que le *« médecin préféré de l'Empereur »* souhaite conserver seul, son pouvoir et ne prendre aucun risque à cet effet. Ce dernier préfère donc promouvoir à ce poste Boyer, son rival et ami, qu'il estime beaucoup plus facile à contrôler.
C'est Corvisart qui démarche Nicolas Deyeux pour le poste de Premier pharmacien de l'Empereur en 1804. C'est officiel le 18 juillet.

Sous l'Empire, Antoine Portal, le futur fondateur de l'Académie royale de médecine en 1820 avec le soutien de Louis XVIII, soigne les plus hauts dignitaires (la princesse Borghèse, Joseph Bonaparte, Masséna, etc.) et, à ce titre, il est devenu incontournable. Cependant, il se voit constamment refuser l'accès à la Maison impériale. Corvisart ne souhaite pas l'intégrer, estimant que son succès le gêne. Associé à Berthollet et Monge avec lesquels Portal s'est disputé ou ne s'entend pas au sein de l'Institut, Corvisart met au point une coalition qui est un succès et empêche Portal de devenir le Premier médecin de Napoléon, de l'aveu même de ce dernier à Sainte-Hélène. Malgré toutes les injonctions, Napoléon n'en démord pas et suit fidèlement les recommandations de Corvisart. Portal ne sera pas Premier médecin et encore moins baron. Mais, si Corvisart fait barrage au niveau de la Maison impériale, son action ne s'arrête pas là. Il fait également barrage au niveau de la Faculté de médecine de Paris. Animosité ? Rivalités ? Jalousie ou rancœur ? Nul ne sait. Corvisart semble avoir été *« l'empereur de la médecine napoléonienne »*.

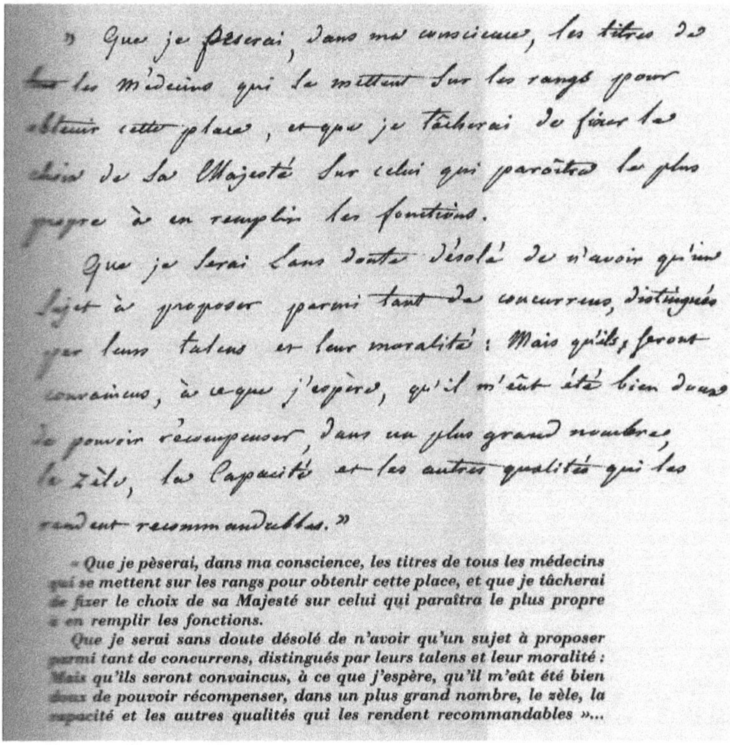

« Que je pèserai, dans ma conscience, les titres de tous les médecins qui se mettent sur les rangs pour obtenir cette place, et que je tâcherai de fixer le choix de sa Majesté sur celui qui paraîtra le plus propre à en remplir les fonctions.

Que je serai sans doute désolé de n'avoir qu'un sujet à proposer parmi tant de concurrens, distingués par leurs talens et leur moralité : Mais qu'ils seront convaincus, à ce que j'espère, qu'il m'eût été bien doux de pouvoir récompenser, dans un plus grand nombre, le zèle, la capacité et les autres qualités qui les rendent recommandables »...

Lettre originale de Corvisart sur ses missions en tant que Premier médecin de l'Empereur à un médecin qui le sollicite pour devenir « médecin par quartier » de la maison de l'Empereur (cf. Rabusson, 1988 ; Xavier Riaud, collection privée).

Corvisart et l'impératrice Marie-Louise

Corvisart confirme, en septembre 1809 à Schönbrunn, la grossesse de Marie Walewska. C'est évidemment pour Napoléon une révélation de grande importance. Il avait alors la certitude de pouvoir engendrer avec une femme jeune, ce qui apportait une solution au problème de sa succession.
Avant de penser au choix d'une nouvelle épouse, il lui fallait d'abord répudier Joséphine qu'il appelait affectueusement *« sa vieille femme »* ou par superstition *« sa bonne étoile ».* Son cœur répugnait en secret à se séparer d'une femme épousée treize ans plus tôt dans un élan d'enthousiasme. Elle avait de plus tenu son rôle et était très populaire.
Cependant, son entourage répétait inlassablement que sans héritier, s'il venait à disparaître, la France risquerait de sombrer dans l'anarchie. Pour que l'Empire puisse survivre à son fondateur, il fallait que celui-ci laisse un fils dont personne ne pourrait discuter la légitimité. Toutefois, initialement, Napoléon aurait envisagé de faire simuler à sa femme une grossesse et de présenter l'enfant de sa maîtresse comme étant le sien. Mais, pour assurer la réalisation de son plan, Napoléon devait avoir l'acceptation de l'Impératrice, le consentement de Marie Walewska et la complicité de Corvisart. Aux yeux du médecin, la meilleure solution aurait été que Napoléon garde à ses côtés Joséphine. Puis, toujours, selon Jean-Nicolas, comme sous l'Empire romain, l'Empereur aurait procédé de son vivant à la désignation officielle de son successeur choisi pour ses seuls mérites et ses capacités à gérer les affaires de l'État. Malheureusement, il n'en sera pas ainsi.
Le soir du 15 décembre 1809, l'Impératrice déchue doit officiellement signer son consentement au divorce. Devant les grands dignitaires du régime et les membres de la famille impériale réunis dans le cabinet de travail de l'Empereur, Joséphine proclame sa décision de sacrifier son propre bonheur au bien de la Patrie. Elle en a perdu connaissance. Tout de suite après, elle a pris le chemin d'Aix en Savoie, station réputée pour être souveraine pour les nerfs « ébranlés ».

Suite aux combats sur le sol français, le 29 mars 1814, elle se met à l'abri dans son château de Navarre.
L'impératrice Joséphine est saisie le 14 mai 1814, à Malmaison, d'un mal subit auquel elle succombe le 29 malgré les efforts de son médecin ordinaire Horeau assisté de ses confrères appelés en consultation. Corvisart est alors à Vienne. Il s'est agi d'une angine maligne qui a terrassé l'illustre malade. Napoléon, de retour de Vienne, en est profondément affecté. Corvisart apprend le 8 février 1810 que la nouvelle impératrice sera l'archiduchesse Marie-Louise de Habsbourg-Lorraine, fille de l'empereur François Ier d'Autriche, âgée de dix-huit ans. La cérémonie de Braunau-sur-Inn a lieu le 16 mars et l'arrivée à Saint-Cloud le 31 mars 1810. Le lendemain sont célébrés le mariage civil et le surlendemain, le mariage religieux. Le soir même, à peine arrivée, elle est prise d'étourdissement et de faiblesse. Corvisart est aussitôt appelé. Au terme de son examen, celui-ci déclare que c'est une petite indigestion. Rien de grave en définitive. Cette première entrevue est décisive pour l'avenir des relations entre Corvisart et Marie-Louise qui a ressenti immédiatement un sentiment de sécurité. Le médecin lui a été reconnaissant de la confiance qu'elle lui a accordée.
Le 5 avril, la Cour se rend à Compiègne où elle demeure trois semaines. Au début de juin 1810, Marie-Louise présente les premiers signes d'une future maternité. La grossesse de Marie-Louise a nécessité de choisir un médecin accoucheur, un médecin et d'un chirurgien des Enfants de France. La commission des hospices a désigné Antoine Dubois. L'empereur approuve cette candidature. Reste le choix des nourrices : il doit se faire six semaines avant la date prévue pour l'accouchement de l'Impératrice. Une sage-femme leur est associée, Mme La Chapelle est désignée. L'enfant impérial doit trouver dans son berceau le titre de roi de Rome ou de princesse de Venise, selon son sexe qu'on ne connaît pas encore. La grossesse de Marie-Louise se passe bien. Elle s'est plainte de quelques fatigues accompagnées de maux de tête, mais Corvisart n'a pas eu la moindre inquiétude. À l'apparition de l'automne, l'Impératrice a eu une vague de mélancolie qui s'est dissipée à son retour aux Tuileries. L'Impératrice demande en raison de son embonpoint une courte marche au bras de sa dame d'honneur. Chaque jour, le médecin se rend aux Tuileries. Depuis le 15 mars, on s'attend aux Tuileries à l'annonce de l'heureux

événement. Le 19 mars, la souveraine ressent *« des maux de reins insupportables »* et elle doit s'aliter. L'Impératrice reprend son travail d'accouchement avec une violence accrue, mais bientôt, il s'accélère au point de provoquer une rupture prématurée des membranes. Corvisart, envoyé chercher, ramène le calme. L'enfant naît par les pieds et une habile prise de forceps lui dégage la tête. Corvisart donne les premiers soins au bébé. Il trempe le nourrisson dans une baignoire pleine d'eau tiède et le frictionne avec un linge tiède.

Le roi de Rome doit à Corvisart, son premier cri. Le médecin s'en revient vers la souveraine qui est inanimée pour la faire reprendre connaissance. La situation est reconfiée aux hauts fonctionnaires qui dressent les registres impériaux. Au total, ce ne sont pas moins de vingt et une personnes qui se trouvent dans la chambre de l'Impératrice et plusieurs salons attenants sont remplis par une foule de courtisans. Les suites de couches de l'Impératrice ont été simples. La santé du nouveau-né étant excellente, la vaccination est très vite envisagée. Un médecin vaccinateur est nommé : le Dr Husson, médecin de l'Hôtel-Dieu. Il fait trois piqûres à chaque bras dans lesquelles il introduit une goutte de vaccin.

Le 9 juin 1810, a lieu dans la chapelle des Tuileries le baptême du roi de Rome. Cependant, depuis le mariage de Napoléon et de Marie-Louise, le climat de la Cour a changé avec une atmosphère d'intrigues et la santé de Corvisart se dégrade : il souffre de rhumatismes.

En matière médicale, Marie-Louise ne jure que par Corvisart. Sa confiance en lui est absolue.

La dame d'honneur de Marie-Louise, Mme de Montebello, est choisie par Napoléon : elle jouit d'une réputation irréprochable.

Elle doit surveiller le personnel de la maison de l'Impératrice qui lui fait de nombreux cadeaux.

La santé de l'Impératrice n'a occasionné pendant quatre ans à Corvisart que des soucis minimes. Cela a été la même chose avec le roi de Rome qui était un enfant de constitution saine et solide.

Le sevrage de l'Aiglon s'est passé sans incident à la fin de sa première année fin mai 1812. La seule alerte a eu lieu en octobre. Au cours d'une promenade sur les bords de la Seine, il prend froid et se met à tousser.

Le roi de Rome a mis du temps à parler. En fait, dès qu'il a commencé à balbutier, l'enfant a fait de rapides progrès.

Les malades célèbres de Corvisart

Du fait de sa situation à la Cour de Napoléon et de sa proximité avec lui, notre médecin dispose de ses entrées absolument partout. Son diagnostic est sûr, sa rigueur, absolue. Son cabinet de la rue Saint-Dominique ne désemplit pas. Sa réputation a dépassé les frontières. Il est appelé en consultation par la famille impériale à chaque ennui de santé.

. Madame Mère est incommodée : elle fait appel à Corvisart. Celui-ci lui recommande aussitôt un séjour à la campagne. Elle souffre de névralgies diverses. Corvisart lui recommande une cure thermale à Aix-la-Chapelle qui lui est véritablement bénéfique.

. Pauline Borghèse, la sœur de l'Empereur, lui demande conseil pour un état fiévreux avec lassitude et amaigrissement. La Princesse est immédiatement transportée au rez-de-chaussée du palais de Saint-Cloud, puis au Petit Trianon. Par la suite, elle présente un syndrome abdominal douloureux et violent. Le traitement est dans un premier temps inefficace. Elle fait appel à Corvisart qui met en place une thérapeutique simple à base d'eau de Vichy ou d'eau de Seltz. Le succès est total.

. Julie Bonaparte se sent gravement atteinte. Elle fait appeler notre homme qui diagnostique un érysipèle de la face et du tronc. C'est évidemment grave. Il la fait venir à son hôtel de Paris. Elle a eu une poussée de fièvre. Il lui prescrit du quinquina avec succès.

. Il est aussi appelé au chevet du cardinal Fesch, l'oncle de Sa Majesté qui a fait en effet une cure à Aix-les-Bains. Ce traitement intempestif a entraîné des troubles. En cessant ce dernier, l'homme d'Église a guéri.

. Louis Bonaparte et sa femme Hortense ont eu recours au médecin également. Louis a contracté à Vérone une maladie vénérienne. Il a reçu un traitement rudimentaire. En 1800, en Allemagne, il fait une rechute. Corvisart lui prescrit plusieurs médicaments qui n'eurent aucun effet. Face à leur échec répété, il s'est découragé. Sa femme, quant à elle, est restée fidèle au médecin. Elle a donné naissance à son second fils, Napoléon-Louis. Le fils aîné Napoléon-Charles est alors âgé de cinq ans. Il est l'enfant chéri de la famille. En avril 1807, il est fébrile. On commence à parler de croup. Les

crises d'étouffement se succèdent. Malgré les traitements, le petit Napoléon est décédé.
Hortense se trouve à Aix-la-Chapelle. Son fils Napoléon-Charles a de la fièvre et des courbatures associées à une éruption cutanée. C'est une scarlatine. Elle fait appeler Corvisart. Le petit garçon a de terribles douleurs rhumatismales qui sont traitées par de fortes doses d'opium.
. Corvisart a continué à veiller sur la santé de Marie Walewska. Lors de son séjour à Vienne en 1809, il lui conseille le repos le plus complet pendant les douze premières semaines de sa grossesse. Puis, l'Empereur a souhaité qu'elle retourne en Pologne. Pour des raisons politiques. Le 4 mai 1810, elle a donné naissance à un garçon prénommé Alexandre en parfaite santé.
. Il n'y a pas eu que les membres et les proches de la famille impériale qui ont recherché les bons soins de Corvisart. Il n'était pas question de consulter un autre médecin.
Ainsi, il a eu à soigner des ecclésiastiques de haut rang comme le cardinal légat du Pape, Caprara, le cardinal Antonelli, le cardinal de Belloy, archevêque de Paris. Il a soigné aussi des artistes de théâtre comme Mlle Thérèse Aubry, danseuse à l'Opéra ou Mlle Louise Contat, une actrice, qui souffre alors d'un cancer du sein : elle s'est éteinte après une douloureuse et lente agonie. La majeure partie des clients de Corvisart sont des gens du monde qui sollicitent ses conseils.
En 1801, il est appelé chez Mme Permon qui a reçu le futur empereur Napoléon Bonaparte, mais il ne peut la sauver. Dix ans plus tard, il reçoit sa fille, souffrant de l'estomac et vomissant. Il lui prescrit une diète absolue, puis des pilules d'opium gommeux. Il lui a permis une réalimentation progressive. Les gastralgies se sont apaisées et la malade a repris du poids.
En 1804, une délégation du Commandeur des croyants souhaite consulter Corvisart. Ce malade dispose de quatre épouses. Il ne peut prouver sa flamme *« que deux ou trois fois par jour à chacune d'elles »* surtout après un régime alimentaire à base de riz, de fruits crus et de café léger. Le médecin s'est limité en conseils et lui a prédit de longues années en aussi bonne santé.
Jean-Nicolas Corvisart, Premier médecin de l'Empereur, reçoit 50 000 F par an pour son exercice auxquels il faut ajouter 10 000 F de dotation en tant que baron de l'Empire, 30 000 F au service de

Napoléon, 3 000 F en tant que professeur de la Faculté de médecine de Paris.

À Sainte-Hélène, Napoléon affirme que Corvisart prenait un napoléon à ses malades à chaque visite, ce qui fait 20 F par visite, soit approximativement 200 F par jour. Pour rappel, un napoléon est une pièce d'or française de 20 francs contenant 5,80644 grammes d'or pur, créée le 28 mars 1803 par le Premier consul Bonaparte. Bien évidemment, notre médecin connaît les impayés et doit faire preuve de sévérité pour recouvrer ses honoraires. *« Pour des impayés, les petites sommes sont généralement perdues. Le juge de paix n'est requérable que pour un montant allant jusqu'à 200 F. Au-dessus, c'est le tribunal de première instance qui légifère jusqu'à 1 500 F. Pour des petites sommes, aucun expert n'est sollicité, mais pour des montants élevés, le patient peut contester la légitimité des soins et c'est au praticien d'en prouver la nécessité. »*

Certificat de Corvisart à Louis Bonaparte (cf. Rabusson, 1988 ; Xavier Riaud, collection privée) :

« Nous, soussignés certifions que le Citoyen Louis Bonaparte est attaqué depuis plusieurs années d'une espèce d'aridure ou dessechement déjà très sensible des deux mains et qui s'étend visiblement à une partie des deux avant-bras, de laquelle résulte une état de flexion incomplette et involontaire des avant-dernières et des dernières phalanges des doigts, avec une gêne et un affaiblissement très marqués dans l'usage de les parties :

que cette affection, plus ancienne et plus avancée dans la main et l'avant-bras droit que du côté gauche, fait des progrès dont le terme nous est aussi inconnu que la cause nous en paraît quant à présent, obscure ;

que cette affection, sans être immédiatement liée avec l'état de la poitrine, de l'estomac et jusqu'à un certain point des intestins, a cependant des relations assez prononcées de sympathie avec diverses parties ;

que les régions et les températures froides nuisent évidemment à cette singulière maladie des extrémités supérieures tandis que les climats chauds y apportent de l'adoucissement ainsi qu'il résulte de la propre expérience du malade ;

que les eaux de Barrèges nous paraissent ainsi qu'aux médecins qui les lui ont déjà administrées, le seul moyen capable, pour leur long usage, de soulager et de guérir cette maladie ;
En conséquence, et d'après l'expérience nous pensons que le Citoyen Louis Bonaparte doit même avant la saison ouverte des Eaux aller dans les pays méridionaux dont la température lui offrira le double avantage de le soulager quant à présent et de la disposer mieux au bienfait des Eaux quand le terme en sera venu.
En foi de quoi nous lui avons délivré le présent certificat pour en faire tel usage qu'il jugera convenable. À Paris, le 26 pluviôse an dix (15 février 1802).
Hallé (?) Corvisart, médecin du gouvernement »

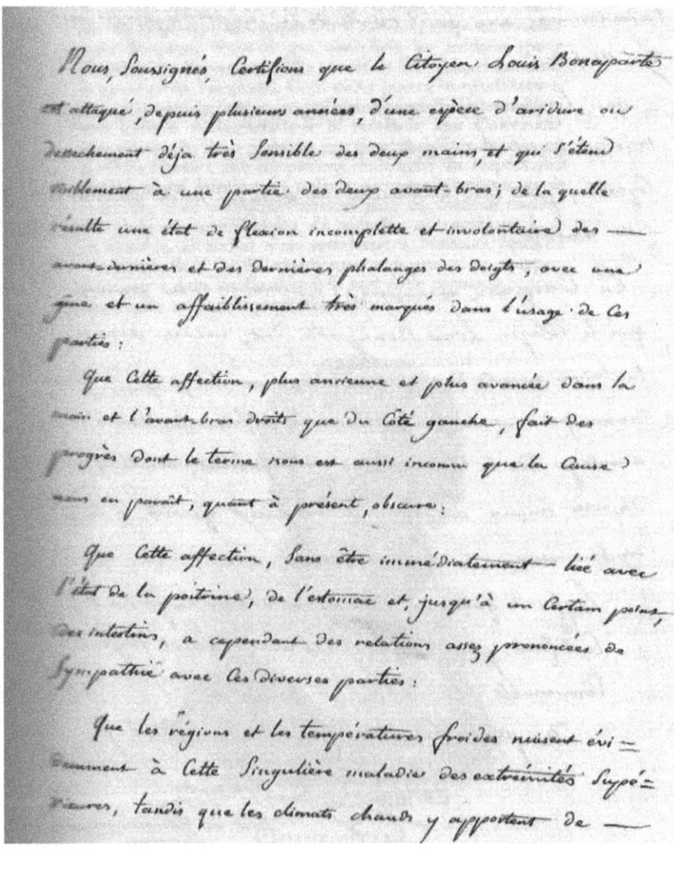

Nous, Soussignés, Certifions que le Citoyen Louis Bonaparte
est attaqué, depuis plusieurs années, d'une espèce d'aridure ou
dessèchement déja très sensible des deux mains, et qui s'étend
[illegible] à une partie des deux avant-bras; de laquelle
résulte un état de flexion incomplette et involontaire des —
avant-dernières et des dernières phalanges des doigts, avec une
gêne et un affaiblissement très marqués dans l'usage de ces
parties:

Que cette affection, plus ancienne et plus avancée dans la
main et l'avant-bras droits que du côté gauche, fait des
progrès dont le terme nous est aussi inconnu que la cause
nous en paraît, quant à présent, obscure;

Que cette affection, sans être immédiatement liée avec
l'état de la poitrine, de l'estomac et, jusqu'à un certain point,
des intestins, a cependant des relations assez prononcées de
sympathie avec ces diverses parties;

Que les régions et les températures froides nuisent évi=
demment à cette singulière maladie des extrémités supé=
rieures, tandis que les climats chauds y apportent de —

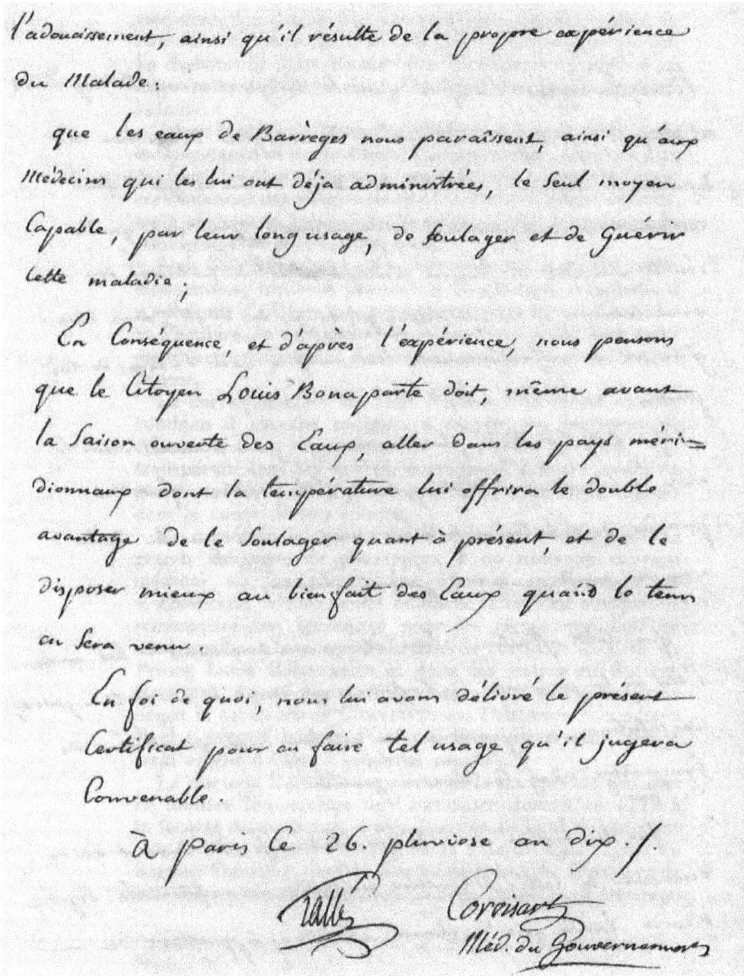
l'adoucissement, ainsi qu'il résulte de la propre expérience du Malade ;

que les eaux de Barrèges nous paraissent, ainsi qu'aux Médecins qui les lui ont déja administrées, le seul moyen capable, par leur long usage, de soulager et de guérir cette maladie ;

En conséquence, et d'après l'expérience, nous pensons que le Citoyen Louis Bonaparte doit, même avant la saison ouverte des eaux, aller dans les pays méridionaux dont la température lui offrira le double avantage de le soulager quant à présent, et de le disposer mieux au bienfait des eaux quand le tems en sera venu.

En foi de quoi, nous lui avons délivré le présent certificat pour en faire tel usage qu'il jugera convenable.

à Paris le 26. pluviose an dix./.

Hallé Corvisart

Méd. du Gouvernement

Correspondance de Corvisart avec la princesse Bonaparte en date du 29 mai 1805, lors de sa venue à Milan en Italie (cf. Rabusson, 1988 ; Xavier Riaud, collection privée).

« Princesse,

Je murmurais en secret de votre silence, et j'osais, sans que vous l'attendissiez, vous accuser d'avoir oublié votre promesse, quand la lettre de mon ami Hallé me parvint.

il m'apprend l'indisposition v. a. i. (Votre Altesse Impériale) vient d'avoir ; mais en même temps ce qu'il m'en dit me tranquillise pour les suites. je ne doute pas plus que lui qu'il n'en faille accuser le mauvais tems et une espèce de maladie régnante.
Tout cela, Princesse, vous a évidemment retenue à Paris, malgré le projet de campagne que vous aviez fait. le printems va s'écouler ainsi parmi les pluies et la friodure, et l'été viendra sans intermédiaire entre l'hyver et lui. c'est un des grands défauts du climat de Paris.
Heureusement pour votre santé et pour ma tranquillité vous êtes en des mains sages et habiles, et surtout vous y avez placé votre confiance. Hallé m'a fait un grand plaisir en se louant des témoignages affectueux que vous lui en donniez.
Je ne vous ennuie pas des petits détails dans lesquels j'entre avec lui au sujet de v. a. i. ils n'ont d'ailleurs rien de neuf, et je ne change rien à nos déterminations antérieures.
J'espère, Princesse, qu'un des premiers usages que vous ferez de votre meilleure santé sera d'avoir la bonté de m'en donner vous-même l'assurance. C'est une chose salutaire et c'est une œuvre méritoire que d'informer soi-même son médecin de l'état de sa santé. Si votre a. i. trouve à le faire la centième partie de la satisfaction que j'aurai à recevoir la nouvelle qu'il vous plaira de m'en donner, j'ose vous assurer que vous éprouverez une jouissance assez grande.
Voici venir l'époque du couronnement ; j'ignore quel tem l'Empereur restera ici après, ou s'il me dépêchera vers v. a. i.
toute la famille impériale jouit d'une bonne santé.
Recevez, princesse, l'hommage du dévouement respectueux avec lequel je suis.

Milan, 29 mai *Votre très humble et très obéissant serviteur*
Corvisart »

Princesse,

je murmurais en secret de votre silence, et j'osais, sans que vous l'entendissiez, vous accuser d'avoir oublié votre promesse, quand la lettre de mon ami hallé me parvint.

il m'apprend l'indisposition que v.a.i. vient d'avoir ; mais en même tems ce qu'il m'en dit me tranquillise pour les suites. je ne doute pas plus que lui qu'il n'en faille accuser le mauvais tems et une espèce de maladie régnante.

tout cela, Princesse, vous a évidemment retenu à Paris, malgré le projet de campagne que vous aviez fait. le printems va s'écouler ainsi parmi les pluies et la froidure, et l'été viendra

sans intermédiaire entre l'hyver et lui. c'est là
un des grands défauts du climat de Paris.

heureusement pour votre santé et pour ma
tranquillité vous êtes en des mains sages et
habiles, et surtout vous y avez placé votre
confiance. Hallé m'a fait un grand plaisir
en se louant des témoignages affectueux que
vous lui en donniez.

Je ne vous ennuie pas des petits details dans
les quels j'entre avec lui au sujet de V.A.I. ils
n'ont d'ailleurs rien de neuf, et je ne change
rien à nos déterminations antérieures.

J'espère, Princesse, qu'un des premiers usages
que vous ferez de votre meilleure santé, sera

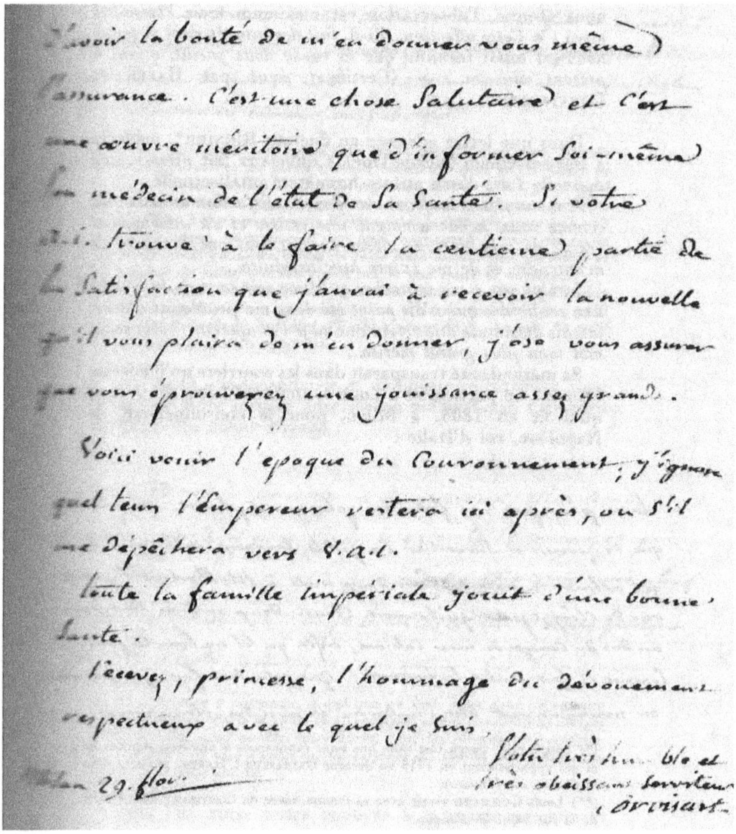
d'avoir la bonté de m'en donner vous même
l'assurance. C'est une chose Salutaire et c'est
une oeuvre méritoire que d'informer Soi-même
son médecin de l'état de Sa Santé. Si votre
A.I. trouve à le faire la centième partie de
la Satisfaction que j'aurai à recevoir la nouvelle
qu'il vous plaira de m'en donner, j'ose vous assurer
que vous éprouverez une jouissance assez grande.

Voici venir l'époque du Couronnement; j'ignore
quel tems l'Empereur restera ici après, ou s'il
se dépêchera vers V.A.I.

toute la famille impériale jouit d'une bonne
santé.

Recevez, princesse, l'hommage du dévouement
respectueux avec lequel je suis,

Votre très hu[m]ble et
très obéissant serviteur
Corvisart.

Milan 29. flor.

La cardiologie sous l'Empire – Apport de Jean-Nicolas Corvisart

Le Premier Empire (1804-1815) constitue une période charnière dans l'histoire de la médecine. Tandis que les guerres napoléoniennes favorisent les progrès de la chirurgie militaire et de l'organisation des soins, des avancées décisives se produisent dans le domaine des maladies internes. La cardiologie, encore embryonnaire, commence à se définir comme un champ particulier de la clinique médicale. L'influence de grands médecins, en particulier celle de Jean-Nicolas Corvisart, Premier médecin de Napoléon Ier, marque le passage d'une médecine largement empirique à une approche plus scientifique fondée sur l'observation, la percussion et bientôt l'auscultation. Cette époque ne connaît encore ni stéthoscope ni moyens d'exploration fonctionnelle modernes, mais elle jette les bases de la discipline.

Depuis la démonstration de la circulation sanguine par William Harvey en 1628, le cœur est reconnu comme une pompe essentielle. Toutefois, au début du XIXe siècle, la cardiologie n'existe pas comme spécialité autonome : on regroupe encore sous l'expression de *« maladies de poitrine »* des affections aussi diverses que l'asthme, les valvulopathies ou les bronchites chroniques. Les moyens diagnostiques sont rudimentaires :

. L'observation clinique (dyspnée, palpitations, œdèmes, syncopes) ;

. L'autopsie qui permet de relier les symptômes observés aux lésions anatomiques ;

. La percussion thoracique, à partir de la fin du XVIIIe siècle, décrite par Leopold Auenbrugger, mais restée confidentielle jusqu'à ce que Corvisart la popularise à Paris.

L'examen du malade repose donc essentiellement sur le regard, le toucher et l'écoute directe, sans instrument. L'Empire se situe ainsi dans une phase de transition : les bases théoriques sont posées, mais les outils pratiques manquent encore.

Jean-Nicolas Corvisart (1755-1821) domine la médecine interne sous le Consulat et l'Empire. Médecin de l'hôpital de la Charité, il est reconnu pour son sens de l'observation clinique et sa pédagogie propres. En 1806, il traduit et commente l'ouvrage d'Auenbrugger, *Inventum novum*, consacré à la percussion thoracique. Grâce à lui, cette méthode, qui consiste à frapper doucement la poitrine pour en analyser les sons, devient un outil de diagnostic reconnu. Elle permet de mieux distinguer les atteintes cardiaques des affections pulmonaires. Corvisart forme à la Charité toute une génération de médecins, dont René Laennec, futur inventeur du stéthoscope (1816), comme déjà cité.
Sa nomination comme Premier médecin de Napoléon Ier lui donne un prestige immense, rejaillissant sur l'ensemble de l'école médicale française. Par son action, Corvisart mérite d'être considéré comme le véritable fondateur de la cardiologie française et l'un des premiers à faire du cœur un objet central d'étude clinique.

Les affections cardiaques décrites par les médecins de l'époque sont variées, mais leur compréhension reste limitée.
. Les valvulopathies : on observe des cœurs hypertrophiés, des valves épaissies ou calcifiées, mais on ignore encore que ces lésions proviennent souvent d'un rhumatisme articulaire aigu post-streptococcique.
. Les anévrismes de l'aorte thoracique : ils sont parfois diagnostiqués du vivant du patient grâce à la percussion, mais confirmés surtout à l'autopsie.
. L'insuffisance cardiaque est reconnue par l'association de dyspnée, d'œdèmes et de fatigue, mais sans explication physiopathologique précise.
. Les palpitations et « névroses cardiaques » regroupent à la fois les troubles du rythme et certaines manifestations anxieuses.

La distinction entre maladies cardiaques et pulmonaires reste délicate. Faute d'auscultation instrumentale, les diagnostics sont parfois imprécis. Il faudra attendre 1816 et l'invention du stéthoscope par Laennec pour que cette frontière s'estompe.

Les thérapeutiques de l'époque témoignent d'un mélange de traditions héritées et de découvertes récentes. Les saignées restent

très utilisées dans l'idée de soulager le cœur en réduisant la masse sanguine. La digitalis (digitale pourprée), dont William Withering a décrit l'usage en 1785, est employée comme diurétique et tonicardiaque. Toutefois, son maniement demeure empirique et les surdosages, fréquents. On recommande un régime strict, le repos et l'éviction des excès d'alcool, ou d'aliments riches.
Les moyens chirurgicaux sont inexistants : toute atteinte cardiaque grave est en pratique incurable.
Cette médecine est donc davantage palliative que curative. Elle cherche à soulager les symptômes sans pouvoir corriger les causes.

Le contexte napoléonien joue un rôle non négligeable dans la diffusion des idées médicales françaises. L'Empire assure une visibilité internationale aux praticiens comme Corvisart. Les campagnes militaires stimulent l'organisation des hôpitaux, le développement de la médecine de terrain et la formation de nombreux chirurgiens, et médecins. La médecine française attire alors des étudiants venus de toute l'Europe, constituant une véritable « école médicale impériale ». Même si la cardiologie n'est pas directement concernée par la médecine militaire, elle bénéficie de ce rayonnement et de cette diffusion accélérée.

La figure de Napoléon lui-même illustre le lien entre pouvoir impérial et médecine. Très attaché à Corvisart, son Premier médecin, il lui confie régulièrement ses malaises. Des témoignages rapportent que l'Empereur souffre parfois de palpitations et d'oppressions thoraciques, probablement liées au stress et à la fatigue, plutôt qu'à une maladie cardiaque organique. Contrairement à certains de ses maréchaux, il ne manifeste jamais de signes d'insuffisance cardiaque chronique.
À Sainte-Hélène, son déclin est lié à un cancer gastrique avancé[1], confirmé par l'autopsie en 1821. Toutefois, les médecins ont noté

[1] C'est la toute première théorie avancée. Il y en a eu beaucoup d'autres depuis. Sans confirmation par une étude médico-légale appropriée et de l'ADN du corps reposant aux Invalides, ce qui implique l'ouverture du sarcophage, ce à quoi les historiens français sur le sujet sont opposés, cette pathologie demeure une hypothèse sur la mort de l'Empereur comme toutes les autres et est donc à considérer au conditionnel.

aussi une hypertrophie du ventricule gauche, probablement conséquence d'une hypertension artérielle.
Cette observation rappelle que l'autopsie est alors le principal outil de connaissance et qu'on ne commence à relier les symptômes du vivant aux lésions du cœur qu'après la mort. Les troubles cardiaques de Napoléon, bien que secondaires par rapport à son cancer, illustrent les limites, mais aussi les progrès de la médecine impériale.

La cardiologie sous l'Empire n'est pas encore une discipline autonome, mais elle franchit un seuil décisif. Grâce à Corvisart, la percussion thoracique entre dans la pratique courante et permet d'affiner le diagnostic des maladies de poitrine. Ses enseignements ouvrent la voie à une médecine plus rigoureuse, qui culmine peu après avec l'auscultation de Laennec.
Ainsi, le Premier Empire apparaît comme une période de gestation pour la cardiologie : encore dépendante de l'observation empirique, mais déjà en marche vers une approche scientifique. L'anecdote du suivi médical de Napoléon lui-même, avec ses palpitations et l'autopsie révélant une hypertrophie cardiaque illustre combien la médecine de l'époque s'efforce de comprendre, avec des moyens limités, ce que nous appelons aujourd'hui la pathologie cardio-vasculaire.

- Citations de Corvisart
. Sur la percussion thoracique (1808) :
« La percussion du thorax, en faisant résonner cette cavité, nous offre un moyen simple et sûr de distinguer les affections pulmonaires des maladies cardiaques. »
. Sur l'importance de l'observation clinique :
« C'est dans l'examen attentif, répété et comparé des symptômes qu'il faut chercher la vérité médicale. »

- Citations de Laennec
. Sur l'auscultation :
« En appliquant l'oreille sur la poitrine, je fus frappé de sons que je n'avais jamais entendus jusque-là et qui me parurent tenir de près à l'action du cœur et des poumons. »

. Sur le rôle du stéthoscope :
« L'instrument n'est qu'un moyen ; c'est au médecin d'en tirer le fruit par la patience et l'exactitude. »

- Citations liées à Napoléon et sa santé
. Antommarchi, médecin à Sainte-Hélène (1821) :
« Le cœur offrait une hypertrophie remarquable du ventricule gauche ; ses parois étaient épaissies, et la cavité plus vaste qu'à l'ordinaire. »
(*Les derniers moments de Napoléon*, 1825). Napoléon lui-même (rapporté par ses proches) :
« J'ai le cœur gros, comme si une main invisible le serrait. »
(Témoignage rapporté dans le *Journal de Sainte-Hélène* de Gourgaud)

- Citations sur la thérapeutique de l'époque
. William Withering sur la digitale (1785) :
« La digitale pourprée, administrée avec prudence, ralentit le pouls, diminue l'anxiété et rend l'urine plus abondante. Mais, employée avec imprudence, elle devient un poison. »
(*An Account of the Foxglove*, 1785)

Thérapies cardiologiques sous l'Empire

Sous l'Empire (1804-1815), les médecins disposent de peu de moyens thérapeutiques. La pharmacopée reste encore très marquée par la médecine hippocratique et galénique, mais des remèdes nouveaux commencent à apparaître.
Voici un panorama des traitements et médicaments utilisés à l'époque napoléonienne :

- Les grands piliers de la thérapeutique
. La saignée : elle est encore très pratiquée pour « soulager » le cœur, calmer la fièvre, abaisser la tension des vaisseaux. C'est le geste médical le plus courant.
. Les purgatifs et laxatifs : ce sont la rhubarbe, le séné, le jalap, la scammonée. On pense alors que l'élimination par les selles permet de rétablir l'équilibre des humeurs.
. Les vomitifs : en particulier, l'antimoine, l'ipecacuanha (ipéca), utilisés contre les intoxications ou certaines fièvres.
. Les sudorifiques : on encourage la transpiration pour *« chasser les humeurs corrompues »*.

- Les plantes et remèdes actifs
. Digitalis (digitale pourprée) : introduite par William Withering en 1785, utilisée pour ralentir le pouls et faire uriner les malades en insuffisance cardiaque. Très en vogue sous l'Empire, mais dosages empiriques et intoxications fréquentes.
. Quinine (écorce de quinquina) : c'est le remède majeur contre les fièvres intermittentes (paludisme). Déjà connue au XVIIIe siècle, elle est employée par les armées de Napoléon, notamment en Espagne et en Égypte.
. Opium : il est largement utilisé comme antidouleur, anti-diarrhéique et sédatif. Le laudanum (teinture d'opium) est très répandu.
. Ipéca : c'est un expectorant, vomitif ou antidiarrhéique selon la dose.

- Les remèdes chimiques et minéraux

. Mercure : il est encore prescrit contre la syphilis, souvent sous forme de pommades. Les cures mercurielles sont pénibles et toxiques.

. Antimoine : il est utilisé comme vomitif et fébrifuge, malgré sa toxicité.

. Fer : administré contre les anémies (même si la notion n'est pas encore bien définie).

. Soufre : est prescrit contre certaines affections cutanées et respiratoires.

- Les approches hygiéniques et diététiques

. Repos et diète stricte : sont souvent recommandés dans les maladies chroniques.

. Alimentation « légère » : ce sont les bouillons, les légumes, la réduction de la viande et du vin pour les cardiaques.

. Air pur, bains et promenades : sont considérés comme essentiels à la convalescence.

. Cures thermales : sont déjà pratiquées pour les affections chroniques.

- Les limites

Il n'existe pas d'antibiotiques (découverts seulement au XXe siècle), pas de chirurgie cardiaque, ni de traitements spécifiques pour l'hypertension. Les traitements visent surtout à soulager les symptômes (dyspnée, œdèmes, douleurs), rarement à guérir.

En résumé, sous l'Empire, les traitements sont surtout faits de saignées, de purges, de remèdes végétaux (digitalis, quinquina et opium) et de cures hygiéniques. Certains, comme la digitale et la quinine, annoncent déjà la pharmacologie moderne, mais la plupart relèvent encore d'une médecine empirique héritée des siècles précédents.

Ci-après une fiche synthétique par maladie, comme aurait pu la concevoir un médecin de l'époque napoléonienne, en listant les traitements usuels.

- Affections respiratoires
. Bronchite/Catarrhe pulmonaire
> Saignées pour « dégager la poitrine » ; vomitifs légers (ipéca) pour favoriser l'expectoration ; infusions de guimauve, tisanes adoucissantes (camomille) ; opiacés (sirop de laudanum) contre la toux rebelle ; repos, air pur.
. Pneumonie
> Saignées répétées (jugées indispensables) ; cataplasmes et sinapismes (moutarde) sur la poitrine ; régime liquide, bouillons ; opium à faible dose pour calmer la douleur et la toux

- Affections cardiaques
. Insuffisance cardiaque (hydropisie, dyspnée, œdèmes)
> Digitalis (digitale pourprée) pour ralentir le cœur et faire uriner ; saignées pour diminuer la charge circulatoire ; régime sévère, réduction du vin et des viandes ; repos prolongé.
. Palpitations/« névroses cardiaques »
> Opium ou laudanum à petites doses ; régime sobre, éviction du café, du vin, des émotions fortes ; cure thermale (eaux minérales apaisantes).
. Anévrisme de l'aorte
> Diagnostic difficile ; traitement palliatif ; repos, diète ; saignées pour limiter l'effort cardiaque.

- Maladies fébriles et infectieuses
. Fièvres intermittentes (paludisme, fièvres des marais)
> Quinine (écorce de quinquina), parfois administrée avec du vin ; saignées en début d'accès (encore pratiquées) ; repos, boissons abondantes.
. Fièvres continues (typhoïdes, pulmonaires, etc.)
> Saignées selon la vigueur du malade ; lavements, purgatifs ; régime de bouillons clairs, repos.

- Affections digestives
. Coliques, indigestions
> Purgatifs (séné, rhubarbe, jalap) ; infusions calmantes (camomille, menthe) ; régime alimentaire léger.
. Diarrhées

> Opium (sirop de laudanum) ; ipéca à petite dose ; riz, bouillon clair.

. Syphilis
> Mercure (onguents, fumigations, pilules) ; cures longues et pénibles, effets toxiques fréquents.

- Douleurs, troubles nerveux
. Douleurs chroniques, névralgies
> Opium (teintures, pilules) ; applications externes (emplâtres, cataplasmes) ; bains chauds.
. Anxiété, insomnies
> Laudanum ou élixirs calmants ; tisanes sédatives (tilleul, valériane, pavot) ; repos, cure thermale.

La médecine de l'Empire se fonde donc sur trois grands axes thérapeutiques :
- Saignées et purges (héritage de la théorie des humeurs) ;
- Plantes actives (quinine, digitale, opium, ipéca) ;
- Hygiène et diète (repos, alimentation légère, air pur, cures thermales).

Jean-Nicolas Corvisart et Auenbrugger – Inventeurs de la percussion thoracique

Joseph Leopold Auenbrugger ou Joseph Leopold von Auenbrugg, né le 19 novembre 1722 à Graz et mort le 18 mai 1809, à Vienne, est un médecin et librettiste autrichien. Il est considéré comme l'inventeur de la technique de la percussion thoracique lors de l'examen médical.

Joseph Leopold est le fils d'un restaurateur. Dès son enfance, il aide son père dans l'auberge *Zum Schwarzen Mohren.* C'est là qu'il apprend à estimer le remplissage des tonneaux de vin en frappant sur leur paroi. Son père meurt quand il est encore jeune, mais il laisse une aide financière et des biens à son fils qui peut étudier la médecine à Graz, puis à Vienne où il a parmi ses enseignants Gerhard Swieten à qui, par la suite, il a dédié un de ses livres. Après la fin de ses études en 1751, il exerce comme médecin adjoint à l'Hôpital militaire espagnol. À cette époque, il remarque des différences de son, si on frappe à des endroits différents à la surface de la paroi thoracique. Il étudie ce phénomène de façon approfondie et publie, en 1761, un ouvrage en latin intitulé *Inventum novum ex percussione thoracis humani ut signo abstrusos interni pectoris morbos detegendi* (*Nouvelle invention pour détecter les signes des maladies cachées de la poitrine par la percussion du thorax chez l'homme*).

Ce traité, d'environ 95 pages, expose les principes de la percussion thoracique et décrit les corrélations observées entre les sons produits et les lésions sous-jacentes. L'idée lui serait venue de son enfance, lorsqu'il observait son père frapper les tonneaux de bière afin d'en estimer le niveau de remplissage. Il transpose son observation au corps humain.

Il y décrit le phénomène de la matité et l'explique par une quantité d'air réduite sous le tissu. Il répertorie aussi les tableaux cliniques divers dans lesquels il a trouvé une matité accrue. En 1762, il quitte l'Hôpital espagnol et devient médecin à la cour de Marie-Thérèse. Un de ses ouvrages sur le traitement au camphre de différentes maladies (1783) lui apporte une grande réputation. En 1784, il est

anobli et s'appelle désormais von Auenbrugg. Son travail sur la percussion ne suscite d'abord que peu d'intérêt et tombe pratiquement dans l'oubli pendant presque quarante ans.
C'est Jean-Nicolas Corvisart, Premier médecin de Napoléon qui le redécouvre et le traduit en français, langue dans laquelle il est publié à Paris en 1808. La première version en allemand paraît à Vienne en 1843, jusque-là elle était écrite en latin. Outre sa profession de médecin, il écrit aussi le livret pour une œuvre d'Antonio Salieri (*Der Rauchfangkehrer*) – au mariage duquel il est témoin en octobre 1774 –, dont la première a eu lieu à Vienne en 1781. On peut croire que ses connaissances musicales l'ont considérablement servi pour lui permettre de distinguer les sons dans la poitrine et les interpréter. Le mérite de Leopold Auenbrugger est d'avoir été, grâce à sa découverte, un des pionniers du diagnostic physique avec René Laennec (1781-1826), l'inventeur du stéthoscope.

Au XVIIIe siècle, l'art médical repose encore largement sur l'observation extérieure du malade. Les médecins disposent de trois outils principaux : l'inspection (posture, coloration, respiration) ; la palpation (chaleur, dureté, douleur) et l'auscultation immédiate (coller l'oreille sur la poitrine du patient).
Avant Auenbrugger, l'examen médical du thorax est limité : les médecins se fient à l'inspection (regarder), à la palpation (toucher) et à l'auscultation immédiate (coller l'oreille sur la poitrine du malade). Les organes internes restent mystérieux et le diagnostic, souvent incertain. Les procédés sont limités.
La contribution d'Auenbrugger est une véritable rupture. Pour la première fois, le médecin peut entendre les poumons et le cœur d'une manière systématique et non plus deviner leur état.
Il introduit un quatrième pilier de l'examen clinique : la percussion. En frappant doucement le thorax avec les doigts, il constate que les sons varient selon l'état des organes sous-jacents :
. Sons clairs et résonnants → poumons remplis d'air, en état normal.
. Sons sourds ou mats → présence de liquide (épanchement pleural, hémothorax) ou condensation pulmonaire.
. Sons tympaniques → cavités remplies d'air (abcès, tuberculose caverneuse).

Ainsi, Auenbrugger démontre que le corps lui-même peut « parler » au médecin, pour peu que celui-ci sache l'écouter. C'est une objectivation scientifique de signes jusque-là empiriques. Une méthode précurseur de l'examen clinique moderne…
La percussion ouvre la voie à une médecine fondée sur des signes physiques reproductibles et non sur des impressions subjectives. Elle prépare aussi le terrain pour les découvertes ultérieures (Laennec invente le stéthoscope en 1816 qui perfectionne l'auscultation des sons thoraciques). En vulgarisant l'œuvre d'Auenbrugger en France en 1808, Corvisart intègre totalement la percussion dans la sémiologie médicale. Ensemble, percussion + auscultation deviennent les bases de la sémiologie respiratoire et cardiovasculaire.
On peut dire sans peine que la démarche d'Auenbrugger marque le passage de la médecine spéculative (basée sur des théories générales) à la médecine clinique (basée sur l'examen systématique du malade).

Auenbrugger ne se contente pas de constater les sons. Il en déduit des corrélations pathologiques précises. En pneumologie, il sait distinguer les différences entre pneumonie, tuberculose, pleurésie et emphysème, pathologies souvent confondues jusque-là. En cardiologie, il met en évidence l'hypertrophie cardiaque et les épanchements péricardiques, en montrant que la percussion permet d'évaluer l'extension du cœur. Ces intuitions sont à la base de la cardiologie moderne. Même aujourd'hui, la percussion est encore utilisée pour estimer les limites cardiaques.

Auenbrugger fait preuve d'une rigueur scientifique rare pour son époque. Il pratique des observations systématiques sur des patients hospitalisés. Il valide sa méthode par des autopsies, comparant les résultats obtenus à la percussion avec l'état réel des organes. Il publie son traité en latin (1761), preuve d'une volonté de s'adresser à toute la communauté savante européenne.
Ce souci de confrontation entre le signe clinique et la réalité anatomique fait de lui un précurseur de la médecine expérimentale.

La reconnaissance a été lente, mais décisive. Ignoré à Vienne, Auenbrugger est redécouvert par Corvisart en 1808 qui traduit son traité. De facto, il intègre la percussion à l'examen clinique et en fait un enseignement incontournable. Vient le tour de Laennec et du stéthoscope. La percussion devient une technique indispensable dans l'examen pulmonaire et cardiaque. Aujourd'hui encore, malgré l'imagerie médicale moderne (radio, scanner, IRM), la percussion reste enseignée comme un geste clinique de base : il est rapide, simple, sans matériel, et révélateur.

Auenbrugger a donc introduit la percussion thoracique, fondant ainsi une méthode objective de diagnostic physique, applicable aux poumons et au cœur. Il a transformé un geste empirique en un véritable outil scientifique.

Joseph Leopold Auenbrugger a offert à la médecine un outil diagnostique d'une simplicité désarmante et d'une efficacité durable. En introduisant la percussion thoracique, il transforme un geste empirique en un instrument scientifique, rendant possible une observation directe et objective des organes internes. Sa découverte marque un moment charnière dans l'histoire de la médecine : le passage de la spéculation à l'examen clinique méthodique. En ce sens, Auenbrugger peut être considéré comme l'un des pères fondateurs de la sémiologie moderne. Quelques années plus tard, en inventant le stéthoscope (1816), Laennec développe l'auscultation médiate.

Percussion et auscultation forment alors un couple indissociable, fondant la sémiologie respiratoire et cardiovasculaire moderne.

Corvisart Jean-Nicolas, *Essai sur les maladies et les lésions organiques du cœur et des gros vaisseaux* (H. Nicolle (éd.), 2e éd., Paris, 1811)

Ceci constitue une courte analyse de l'œuvre. L'ouvrage est composé de neuf chapitres. L'ensemble est précédé d'une préface et s'achève avec une conclusion, ce qui est en fait une organisation assez classique.

Synthèse critique

Aspect	Apport de Corvisart
Méthode	Première systématisation anatomoclinique du cœur.
Sémiologie	Usage de la percussion thoracique ; intuition du souffle cardiaque.
Pathologie	Classification logique : hypertrophie, dilatation, valvulopathies, anévrismes, péricardite.
Limites	Absence d'auscultation, méconnaissance de la physiologie circulatoire.
Influence	Forme directe Laennec, Bayle, Louis, et la médecine clinique du XIXe siècle.

Cette édition reprend la structure de celle de 1806, mais est enrichie de plusieurs observations cliniques nouvelles, d'ajouts sur la sémiologie cardiaque et de discussions plus approfondies sur la percussion thoracique. C'est un texte fondateur de la cardiologie clinique, celui qui a formé directement René Laennec.

. *Apports et portée historique*

Corvisart introduit la méthode anatomoclinique appliquée au cœur : écouter, percuter, ouvrir. Il réhabilite la percussion thoracique d'Auenbrugger, tombée dans l'oubli depuis 1761. Il prépare directement la découverte du stéthoscope (1816), car il enseigne déjà que les sons du thorax sont porteurs d'informations diagnostiques.

PRÉFACE — Méthode et esprit de la médecine d'observation.

. *Idées principales* : Corvisart affirme que toute médecine véritable doit partir des faits : observer, noter, comparer, vérifier à l'autopsie. Il condamne les systèmes spéculatifs (brunisme, vitalisme, etc.). *« L'observation seule conduit à la vérité. »* Il défend la percussion thoracique, invention d'Auenbrugger (1761), qu'il redécouvre et adapte. Il expose son projet : établir une corrélation anatomo-clinique entre les symptômes pendant la vie et les lésions découvertes après la mort.

. *Analyse* : C'est un manifeste méthodologique. Corvisart rompt avec la tradition galénique et prépare la révolution clinique du XIXe siècle. Il veut que le diagnostic devienne scientifique et soit fondé sur les sens du médecin (vue, toucher, ouïe). Il est le professeur de Laennec qui, plus tard, de son côté, perfectionne cette méthode par l'auscultation médiate.

CHAPITRE I — Considérations générales sur les maladies du cœur et des gros vaisseaux.

. *Idées principales* : Le médecin définit les lésions organiques comme altérations matérielles du cœur et des vaisseaux. Il distingue deux grands types de maladies : les affections fonctionnelles (spasmes, palpitations nerveuses) et les affections organiques (altérations durables, visibles à l'autopsie). Il décrit les signes communs : dyspnée, cyanose, œdèmes, irrégularité du pouls, douleurs précordiales. Il souligne la difficulté du diagnostic différentiel. Les symptômes du cœur imitent parfois ceux des poumons.

. *Analyse* : Ce chapitre introduit le cadre conceptuel. Corvisart fonde la pathologie cardiaque moderne en séparant le trouble fonctionnel du trouble lésionnel. Sa prudence diagnostique reflète la médecine d'avant l'auscultation : on ne perçoit encore le cœur qu'à travers les manifestations superficielles.

CHAPITRE II — De l'hypertrophie du cœur.

. *Idées principales* : L'hypertrophie est un épaississement des parois musculaires du cœur, sans dilatation excessive des cavités. Les causes sont des obstacles mécaniques (valvules rétrécies, aorte rigide), une surcharge de travail. Les symptômes sont des battements violents, un pouls fort et lent, un essoufflement, une rougeur

du visage. Les signes anatomiques sont une paroi ventriculaire épaissie, une cavité normale ou rétrécie. La conséquence est l'hypertrophie qui est souvent un mécanisme de compensation.
. *Analyse* : Corvisart comprend que l'hypertrophie n'est pas une maladie isolée, mais une réponse adaptative, ce qui est en définitive une idée remarquablement moderne. Il préfigure la notion de remodelage cardiaque. Il note aussi que les patients hypertrophiés meurent souvent d'apoplexie, ce qui laisse présager d'une intuition des relations entre le cœur et la circulation cérébrale.

CHAPITRE III — De la dilatation du cœur
. *Idées principales* : La dilatation, c'est un agrandissement des cavités avec amincissement du muscle. Les causes résident en un affaiblissement des fibres, une surcharge sanguine chronique. Les symptômes sont un pouls petit et rapide, un souffle faible, une extrême fatigue, des œdèmes. Les lésions sont des parois minces, un cœur volumineux souvent gorgé de sang noir.
. *Analyse* : Corvisart oppose hypertrophie (force) à dilatation (faiblesse). Il observe correctement les effets hémodynamiques, sans connaître encore la physiologie des pressions intracardiaques. Son intuition sur l'insuffisance cardiaque gauche est remarquable. Il décrit l'engorgement pulmonaire et la dyspnée nocturne.

CHAPITRE IV — Des maladies des valvules du cœur
. *Idées principales* : Le médecin étudie les lésions des valvules mitrales, aortiques, tricuspides et pulmonaires. Les formes sont caractérisées par un épaississement, une ossification, un rétrécissement, une rupture, des végétations. Les conséquences sont un reflux sanguin, une congestion hépatique, un œdème, une syncope. Les symptômes sont une irrégularité du pouls, des palpitations, un souffle perceptible à la percussion (avant le stéthoscope). Corvisart observe la relation entre valvulopathie et hypertrophie compensatrice.
. *Analyse* : Ce chapitre est le premier exposé cohérent de la pathologie valvulaire. Bien qu'il n'ait pas encore les moyens d'écouter le cœur, Corvisart perçoit la notion de souffle cardiaque par l'intermédiaire de la percussion et du toucher. Il annonce les découvertes de Laennec sur les bruits d'insuffisance et de rétrécissement.

CHAPITRE V — Des anévrismes du cœur et des gros vaisseaux

. *Idées principales* : Le médecin décrit les anévrismes du ventricule gauche, de l'aorte ascendante, de l'aorte thoracique. Il distingue : la dilatation diffuse, la dilatation localisée (sacculaire), la rupture complète. Les symptômes sont des douleurs profondes, un pouls inégal, une tuméfaction battante au thorax. Le diagnostic se fait par percussion (matité élargie). Les lésions post-mortem sont visibles : paroi amincie, cavité dilatée, caillot mural.

. *Analyse* : Corvisart s'inscrit dans la tradition anatomopathologique de Morgagni. Ses descriptions d'anévrismes sont exactes, fondées sur l'autopsie. Il met en avant l'importance de la percussion thoracique pour délimiter une masse interne. C'est la première approche instrumentale du cœur avant l'auscultation.

CHAPITRE VI — Des affections du péricarde

. *Idées principales* : Corvisart décrit les épanchements séreux et purulents du péricarde, les adhérences, les épaississements. Les symptômes sont la douleur thoracique, l'oppression, un pouls irrégulier, une matité circulaire. Le diagnostic encore incertain est souvent confondu avec une pleurésie. Les observations anatomiques révèlent un cœur engainé d'une fausse membrane, un liquide citrin ou séreux, parfois fibrineux.

. *Analyse* : Corvisart reconnaît la péricardite comme entité distincte, même s'il n'emploie pas toujours le mot. Il pressent la valeur sémiologique du frottement péricardique, qu'il perçoit par la main plutôt que par l'oreille. Ses autopsies décrivent avec précision les exsudats fibrineux.

CHAPITRE VII — Des tumeurs, dépôts et altérations accidentelles du cœur

. *Idées principales* : Il décrit des tumeurs enkystées, des dépôts graisseux, des calcifications, des ossifications valvulaires.
Cela se traduit par un ramollissement musculaire, une atrophie sénile. Ce sont des cas rares, mais importants pour la compréhension anatomique. Souvent, ces lésions s'associent à la sénescence ou à la cachexie.

. *Analyse* : Ce chapitre relève de la pathologie descriptive. Corvisart y démontre son talent d'observateur et son souci de classification. Il jette les bases de la pathologie dégénérative.

CHAPITRE VIII — Des troubles fonctionnels : palpitations, syncope, dyspnée

. *Idées principales* : Le médecin analyse des symptômes fonctionnels isolés. La palpitation est souvent nerveuse, parfois signe d'une lésion organique. La syncope se traduit par une perte de conscience liée à une interruption de la circulation cérébrale.
La dyspnée est proportionnelle à la gravité de la lésion cardiaque gauche. L'importance du visage et des extrémités dans le diagnostic est objectivable (cyanose, marbrures).

. *Analyse* : Corvisart reste fidèle à son empirisme. Il classe les symptômes, sans spéculer sur leur mécanisme physiologique. Mais, son sens clinique est aigu. Il décrit la dyspnée paroxystique, les œdèmes déclives, le reflux jugulaire qui sont des signes encore utilisés aujourd'hui.

CHAPITRE IX — Diagnostic différentiel et pronostic

. *Idées principales* : Corvisart distingue les affections cardiaques des affections pulmonaires et nerveuses. Il compare les signes (rythme, couleur, son, localisation de la douleur). Le pronostic dépend de la nature de la lésion (valvulaire = grave, hypertrophie = compensatrice). Le traitement réside en une modération, un repos, une diète, des saignées ponctuelles, une observation continue.

. *Analyse* : Corvisart conclut en insistant sur la prudence thérapeutique et la valeur de l'observation. Il pressent que la connaissance anatomique seule ne suffit pas : il faut une écoute du vivant, ce que fera Laennec quelques années plus tard avec son stéthoscope.

CONCLUSION GÉNÉRALE

Seule, la confrontation du vivant et du mort (clinique et autopsie) permet de comprendre la maladie. Les maladies cardiaques sont fréquentes, graves, souvent mal reconnues. Le médecin doit s'exercer à percevoir les signes discrets (battements, sons, matités) et ne rien affirmer sans preuve anatomique.

Là où tout s'est achevé…

L'Empereur part pour Rochefort pour aller à Sainte-Hélène. Corvisart fait un séjour rue Saint-Dominique, puis à La Garenne-Colombes. Toutefois, les chefs des armées alliées exigent de faire peser le poids de l'occupation militaire sur ceux qui ont servi Napoléon pendant les Cent-Jours. Corvisart est évidemment concerné par cette mesure. Wellington et ses soldats envahissent son parc et les officiers prennent possession de sa propre maison. Des officiers russes occupent son hôtel de la rue Saint-Dominique. Corvisart est indigné par les affronts infligés et écrasés par les charges financières. Il est contraint d'attendre en silence la fin de cette occupation. Il reçoit souvent la duchesse de Montebello et de nombreux officiers français.

De son côté, Mme de Montebello voit sa splendide propriété de Maisons-sur-Seine donner asile aux officiers généraux et supérieurs de l'armée de Blücher.

Corvisart est ébranlé et ne songe pas à comploter. Dupuytren, dans l'éloge prononcé à la Faculté de médecine après la mort de Corvisart, explique son attitude. *« Des catastrophes que son esprit avait trop prévues étaient arrivées : la France après avoir pesé sur toute l'Europe dut à son tour en supporter le poids. Dans cette circonstance critique, Corvisart, comblé de biens et d'honneurs par celui que la fortune avait précipité de si haut sans manquer aux devoirs du sujet, resta fidèle à la reconnaissance, vertu qu'on peut louer sans crainte sous les Bourbons, et qu'eux-mêmes ont daigné approuver. »*

Corvisart décide de renoncer à l'exercice de la médecine. Ses amis lui conseillent de faire une cure à Bourbonne-les-Bains. Puis, il s'en est retourné à Paris. Au printemps 1816, il se rend dans les Ardennes pour vendre la maison paternelle. Corvisart revient ensuite s'installer à La Garenne abandonnée par ses locataires étrangers. Mais, quelques mois plus tard, il fait une nouvelle attaque d'apoplexie et perd connaissance. Il sort du coma après une saignée, mais avec le côté droit paralysé. Cela allait le laisser infirme à la charge de son entourage. Son hémiplégie le voit lentement décliner.

Cela a été pour lui l'épreuve suprême, redoutée. Corvisart redoute constamment une nouvelle attaque, mais il veut avoir le temps de mettre de l'ordre dans ses affaires. Il fait les démarches auprès de la Grande Chancellerie de la Légion d'honneur pour toucher la petite pension inhérente à son grade. Puis, dans le calme de La Garenne, il se décide, le 14 avril 1817, à dicter son testament qu'il dépose le 18 avril 1817, chez Me Poisson, notaire royal. Il fait des dons aux pauvres de la commune de Colombes, et à ses domestiques. Son cocher Michel est privilégié et reçoit un don de 5 000 francs. Il fait de plus différents legs soit en argent, soit en rente viagère à des personnes chères. Le 1er avril 1818, son neveu Scipion devient officiellement son fils adoptif confirmé par jugement de la chambre du conseil du tribunal de la Seine.
Corvisart se retrouve en difficulté financière. Entre son hôtel à Paris, sa maison de campagne et d'anciennes dettes, cela l'oblige à débourser des sommes très importantes chaque année.
Il vend la maison de La Garenne pour 200 000 francs et sa maison de la rue Saint-Dominique pour 160 000 francs. Ainsi, Corvisart peut conserver sa ferme d'Athis-Mons. Il cherche alors une nouvelle habitation plus modeste rue Vendôme. Il lui reste un capital de 85 000 francs. Il a connu deux dernières joies. Le mariage de son fils avec Mlle Aynard a été la première. Sa seconde, le 20 décembre, a été sa nomination en tant que membre honoraire de l'Académie royale de médecine. Dans sa demi-solitude, Corvisart pense au rôle joué aux Tuileries et à ses souvenirs. Ses anciens souverains ne l'oublient pas. Marie-Louise continue à lui écrire. Napoléon sur son rocher parle de lui et fait l'éloge de son talent.
Napoléon s'éteint le 21 mai et Corvisart en est informé par ces simples mots : *« L'Empereur est mort. Nous pleurons. Portez le deuil avec nous »*. L'état de Corvisart s'aggrave et il perd connaissance le 15 septembre 1821.
Le 18 septembre, il rend son dernier soupir à Courbevoie. Il a fait plusieurs attaques d'apoplexie, cinq mois après la mort de Napoléon à Sainte-Hélène. Napoléon dit de lui : *« C'est un honnête et habile homme »*. Il repose dans le cimetière d'Athis-Mons dans le département de l'Essonne. Dans le même caveau reposent deux de ses descendants : Lucien (1824-1882), son fils, baron de Corvisart, médecin de Napoléon III, et Charles (1857-1939), général de division, qui a combattu à la bataille de Verdun en 1917.

La tombe de Jean-Nicolas Corvisart provient de l'ancienne ferme du château d'Athis dont il est devenu propriétaire en 1812. Son neveu et héritier vendant l'exploitation, ses restes ont été exhumés et transférés dans le cimetière de la commune en 1824.
Une rue, depuis 1867, un lycée, une station de métro de Paris (Corvisart ligne n° 6) et un complexe hospitalier à Charleville-Mézières, fermé en 2011, portent son nom.
Son ancien assistant de l'hôpital de la Charité, Leroux des Tillés écrit un discours nécrologique avec ses mots émouvants : *« L'épreuve la plus difficile pour un homme aussi instruit que Corvisart, pour une tête aussi forte, pour un génie aussi actif, aussi puissant, c'était la maladie qui a privé le monde de ses talents, longtemps avant que ses amis eussent la douleur de sa perte. Je n'en retracerai pas le tableau : il serait trop affligeant... Jugeant son état, reconnaissant, après tout ce qu'il avait tenté que la médecine ne pouvait lui offrir aucun espoir, lui procurer aucun secours, il se refusait à toute espèce de médicaments, il se préparait à la mort, il l'appelait à grands cris. »*
La Ville de Paris contribue à perpétuer le souvenir et un décret a transformé la rue du Champ-de-l'Alouette en rue Corvisart.
Corvisart se souvient des œuvres de Voltaire et se plaisait à citer ces deux vers :
« Qui n'a pas les goûts de son âge
De son âge a tout le malheur ».
Il est resté fidèle à la mémoire de l'Empereur jusqu'au bout et a refusé toute fonction officielle pendant la Restauration.

Le médecin a reçu tous les honneurs. Baron d'Empire en 1808, il a été fait officier de la Légion d'honneur en 1804, commandeur de l'Ordre de la Réunion en 1812. Il est membre de l'Académie de Turin en 1803, de l'Académie des Sciences, Belles-Lettres et Arts de Lyon de 1810 à 1821, de l'Académie des Sciences de 1816 à 1821, de l'Académie royale de Médecine en 1820, de l'Académie des Sciences de Göttingen.

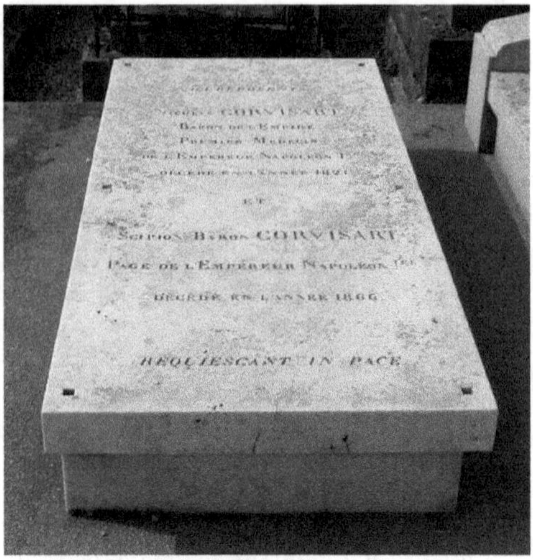

Pierre tombale de Jean-Nicolas Corvisart –
Cimetière de la commune d'Athis-Mons
(© M. A. Germain).

Corvisart dans une lettre adressée au Dr Rignier, médecin à Bar-sur-Onain (aujourd'hui Bar-le-Duc) : *« Je me souviens toujours avec douce satisfaction de ceux qui, comme vous, m'ont témoigné une estime et un attachement vrais ; de mes anciens élèves surtout qui ont eu la bonté de m'entendre et de me suivre avec assiduité... Je n'ai pas à me reprocher qu'il me soit sorti de la bouche une seule idée qui n'ait point été dans ma pensée, ni d'avoir jamais dissimulé une erreur quand je l'ai aperçue ; voilà selon moi mon plus grand mérite. »*

Rigueur, loyauté, éthique sont les mots qui viennent immédiatement à l'esprit lorsqu'on évoque le seul nom de Corvisart. À la fin d'une carrière médicale, quand on vous prête de tels attributs, n'importe quel professionnel de santé peut s'estimer pleinement satisfait et peut légitimement considérer avoir eu un exercice bien rempli.

Cela a été le cas de Jean-Nicolas Corvisart entré au panthéon de la médecine française dont on célèbre le nom et l'œuvre encore de nos jours.

Ses élèves

Quelle est la plus belle des transmissions pour un grand médecin ? Que vos publications traversent le temps ? Elles sont souvent reprises, voire copiées sans en citer les références. Non. Qu'on se souvienne de vos titres ? Cela satisfait l'ego de chacun, confère une respectabilité, mais n'appartient qu'à vous finalement. Sans partage. Qu'on se souvienne de vous ? Six mois après votre départ, on vous a remplacé et déjà oublié. À toutes ces questions, je réponds par la négative.
Le plus bel héritage d'un grand médecin réside dans le cœur et l'esprit des élèves, devenus grands à leur tour, qu'il a formés, dans le don de soi et le partage des connaissances. Perpétuer l'âme et l'éthique de votre maître, ses rêves qui sont devenus vôtres, ses espoirs après lui… Pour tout professionnel de santé, c'est l'ultime transmission, la plus belle, la plus précieuse. Savoir que votre esprit vivra après votre départ dans les yeux de vos élèves. Je suppose que c'est cela la plus belle réussite. C'est une chose qui se fait naturellement sans le demander, par amour, par reconnaissance, par filiation intellectuelle. Ainsi en a-t-il été de Corvisart avec ses élèves. Par amour pour tout ce que cet homme vous a donné, par honneur qu'un homme d'une telle dimension ait pu poser les yeux sur vous et s'intéresser à vous, par devoir, car on ne doit pas l'oublier et lui rendre ainsi un hommage légitime, par filiation pour lui également, car un lien d'affection paternel est né avec le temps !
Nous ne parlerons ici, bien évidemment, que de ceux qui sont devenus des médecins reconnus. La liste n'est pas exhaustive, cela va de soi.

. *Bayle*
Gaspard Laurent Bayle (1774-1816) étudie d'abord la médecine à Montpellier. Il rejoint l'armée et a comme supérieur direct, Desgenettes, dans l'armée du Midi. En 1798, il s'installe dans la capitale et est reçu au premier concours de l'internat des hôpitaux de Paris, en 1802. Sous l'autorité de Corvisart, il collabore avec Dupuytren et sympathise avec Laennec. En 1802 toujours, il soutient aussi sa thèse de doctorat. Bien que doté d'un exercice

libéral dense, il détermine l'existence d'une tuberculose rénale en 1802. À partir de 1805, il exerce la médecine à l'hôpital de la Charité à Paris et à partir de 1807, il en est chef de service. En 1808, il définit l'œdème de la gorge, les polypes des fosses nasales, du tube digestif et de la muqueuse vaginale dont il affirme la similitude. Son travail en anatomie, ses recherches sur la tuberculose et sur le cancer en font une sommité de l'époque. Concernant la tuberculose, il examine plus de 900 cadavres chez qui il parvient à isoler six types différents de tuberculose. Il est cité dans l'Almanach impérial de 1809. En 1810, il publie un livre intitulé *Recherche sur la phtisie pulmonaire* et son dernier ouvrage, un traité sur le cancer, paraît après sa mort en 1833. En 1812, il décrit le cancer du pancréas. Il donne sa contribution au *Dictionnaire des sciences médicales* rédigé en soixante volumes. Napoléon n'hésite pas à le solliciter en tant que médecin par quartier et à lui demander de l'accompagner en Espagne. Il décède atteint de phtisie pulmonaire en 1816.

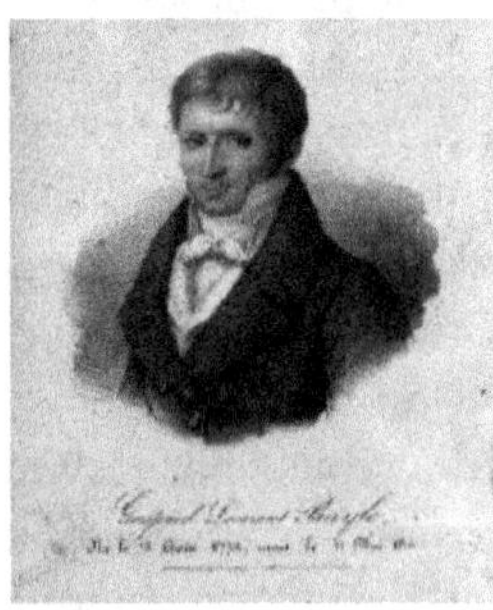

Gaspard Laurent Bayle (© BIUS).

. *Bichat*

À sa mort, Corvisart est appelé au chevet de celui qui est considéré comme son fils spirituel. Tout comme il l'a fait pour son ami Desault. Attristé, Corvisart dira à Bonaparte : *« Bichat vient de mourir à trente ans ; il est tombé sur un champ de bataille qui veut aussi du courage et qui compte bien des victimes. Il a agrandi la science médicale ; nul à son âge n'a fait autant de choses et si bien. »* Le futur Empereur s'efforcera de rendre hommage aux deux hommes.

Marie François Xavier Bichat (1771-1802) commence ses études médicales à Lyon, sous l'autorité d'Antoine Petit, célèbre médecin. En 1793, il vient à Paris les achever sous la tutelle de Corvisart. Très vite remarqué, il devient professeur en 1797 et est nommé médecin à l'Hôtel-Dieu en 1800. Il entreprend des recherches considérables en anatomie qui l'amènent à publier des travaux majeurs, mais qui l'épuisent. En 1802, il fait une chute dans un escalier qui le tue. Il est considéré comme le père fondateur de l'histologie moderne et un des rénovateurs de la médecine de l'Empire, bien qu'il soit décédé avant que celle-ci ne soit réformée. Il laisse quatre ouvrages fondamentaux : *Traité des membranes* (1800), *Recherches sur la vie et la mort* (1800), *Anatomie générale appliquée à la physiologie et à l'anatomie* (1801) et *Anatomie descriptive* en cinq volumes (1801-1803).

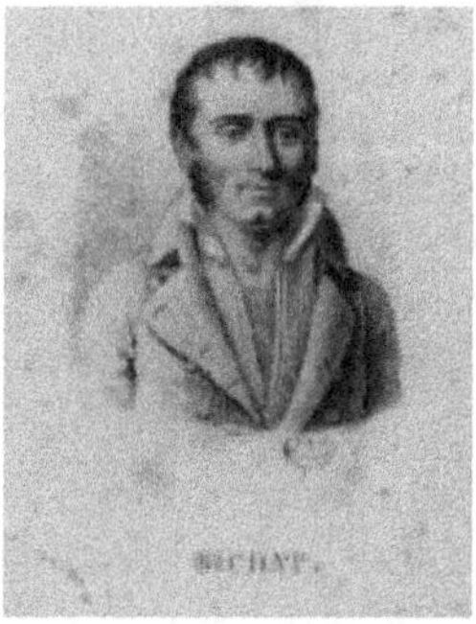

Marie François Xavier Bichat (© BIUS).

. *Broussais*

François Joseph Victor Broussais (1772-1838) fait un court apprentissage chirurgical en 1791. En 1792, il est enrôlé dans la première compagnie des grenadiers des Côtes-du-Nord. Choqué par les exactions commises en Vendée, il demande en 1793, à officier en tant que chirurgien. Suite à une dysenterie, il fait un stage dans les hôpitaux de Saint-Malo et de Brest. Il embarque sur différents navires de guerre avant d'obtenir un poste de médecin auxiliaire de troisième classe et chirurgien major sur celui de Robert Surcouf. En 1799, il est rayé des cadres de la marine. Il part donc à Paris pour achever ses études de médecine. Il devient l'élève de Pinel et de Corvisart qui lui enseignent l'anatomie, et la chirurgie. Il soutient sa thèse de doctorat en 1802. Son exercice libéral étant un échec, il s'engage de nouveau dans l'armée sur les recommandations de Desgenettes. Ainsi, il est de toutes les campagnes et c'est Larrey, personnellement, qui apprécie son comportement à Austerlitz, qui le fait nommer médecin en chef de l'armée d'Espagne. En 1814, de retour de son périple hispanique, Desgenettes lui permet de devenir professeur en second à l'hôpital du Val-de-Grâce et inspecteur de médecine militaire. Il y est vite surnommé le *« Napoléon du Val-de-Grâce »* ou le *« Mirabeau de la médecine »*. C'est là qu'il inculque son plus fameux postulat : la fièvre n'est pas une maladie, mais le symptôme d'une inflammation. En 1820, Desgenettes quittant ses fonctions, Broussais est promu au poste de médecin en chef du Val-de-Grâce. Cette même année, il intègre l'Académie de médecine. En 1831, Broussais est nommé professeur de pathologie et de thérapeutiques générales à la Faculté de médecine de Paris. En 1832, il est élu membre de l'Académie des sciences. Lorsque survient l'épidémie de choléra en 1832, son incompétence est démontrée. Rédacteur en chef des *Annales de la médecine physiologique*, discipline dont il se veut le grand précurseur et à qui il confère malgré tout ses lettres de noblesse, auteur prolifique et fondateur de la Société de phrénologie après avoir rencontré Gall, son grand défenseur, il meurt d'un cancer du rectum en 1838. Fidèles à ses idées républicaines et à l'Empire, ses affidés lui font un enterrement grandiose. Ses haines violentes, son comportement dictatorial qui veut à tout prix avoir raison même si les idées qu'il véhicule sont erronées, son narcissisme dénué de toute modestie élémentaire et sa prose emphatique, ses préceptes rétrogrades puisqu'il prône le retour aux sangsues, aux cataplasmes, à la charpie utilisée sans aucune mesure d'asepsie, ni d'hygiène, et dont les résultats ne se font pas attendre avec la mort de milliers de personnes dont les plaies suppurent, font dire à d'Aremberg, virulent sur la question : *« Napoléon décima la France, Broussais la saigna à blanc. »* La médecine sous son impulsion devient un fléau redoutable.

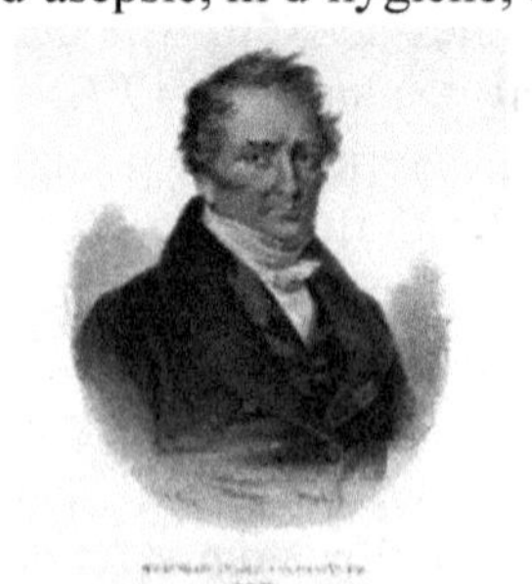

François Victor Joseph Broussais (© BIUS).

Chomel
Auguste François Chomel (1788-1858) entame des études médicales à Paris. En 1809, il est interne. Élève de Corvisart, de Pinel, de Bayle et de Boyer, il reçoit le prix Corvisart en 1810 et la médaille d'or en 1811, prix de chimie de l'École pratique. Il soutient sa thèse en 1813. Elle est intitulée *Essai sur les rhumatismes*. Associé à Laennec, il ranime la société d'anatomie. De 1814 à 1823, il enseigne la pathologie interne à l'hôpital de la Charité. En 1817, il publie ses *Éléments de pathologie générale*. Admiratif de Laennec, il contribue à la promotion de son enseignement et se dispute avec Broussais dont il n'approuve pas les idées. Agrégé en 1823, il est élu à l'Académie royale de médecine. En 1830, il est affecté à l'Hôtel-Dieu. En 1832, il devient le médecin consultant du roi. Refusant de saluer le nouvel empereur Napoléon III, il est révoqué.

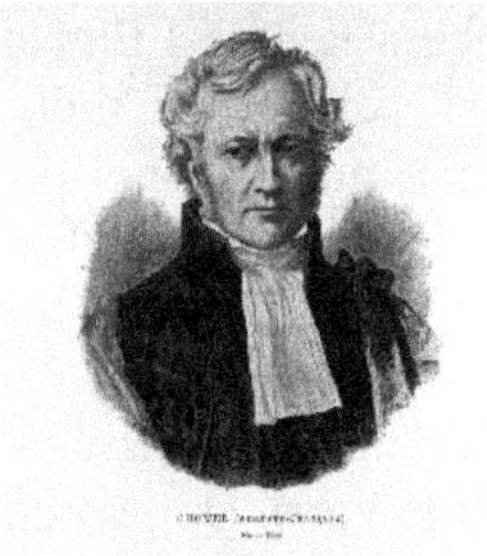

Auguste François Chomel (Corlieu, 1896, © BIUS).

Dupuytren
Guillaume Dupuytren (1777-1835) est inscrit à la hâte, par son père, à l'hôpital Saint-Alexis de Limoges. Ensuite, il part pour Paris où il suit les cours de Corvisart, Boyer, Pinel et de Thouret. Extrêmement pauvre, il travaille sans relâche, nuit et jour. Ne mangeant pas, ne buvant que très peu, il étudie dans les livres d'anatomie, de physiologie et de chimie constamment. Il est dit qu'il *« travaillait à la seule lueur donnée par la combustion de quelques morceaux de graisses prélevés sur les cadavres qu'il dissèque. »* Pourtant, s'il souffre manifestement de sa pauvreté, il repousse fermement toute assistance. Il suit les cours de La Charité, de La Salpêtrière et de l'École de santé. Son savoir considérable

attire le regard médical de la capitale. En 1794, il est prosecteur d'anatomie à l'École de santé. Il s'occupe majoritairement de toutes les autopsies de l'école. En 1801, il est nommé chef des travaux d'anatomie. Il enseigne la pathologie, assisté de Bayle et de Laennec, avec qui il se fâche lorsque le Nantais découvre que Dupuytren cherche à s'approprier une étude de Bayle. En 1802, il devient chirurgien assistant de l'Hôtel-Dieu. Orgueilleux, il ne supporte pas la contestation et sa recherche de notoriété le rend despotique. En 1803, il soutient sa thèse intitulée *Propositions sur quelques points d'anatomie, de physiologie et d'anatomie pathologique*. Toujours cette année-là, il est membre de la Société anatomique cofondée avec Laennec et Bayle. En 1804, il est chargé de cours en anatomie.
En 1808, il prend le poste d'inspecteur général de l'Université dès sa création. Corvisart refuse de le faire entrer à la Maison impériale, en raison de son opposition au régime en place. Il se dispute aussi avec Boyer, Premier chirurgien de l'Empereur, à qui il a promis d'épouser la fille, mais celle-ci lui préfère un autre médecin, rivalisant avec ce dernier au concours pour le poste vacant de professeur de médecine opératoire en 1812. Autoritariste absolu, il ne parle qu'aux malades, préfère être craint, n'accepte pas les questions, se montre impitoyable et n'accepte d'entendre les étudiants que concernant leurs obligations médicales. En 1814, l'ennemi est aux portes de Paris. Dupuytren travaille sans relâche, sous le feu de l'ennemi, aidé de ses étudiants, à soigner les blessés qui arrivent de partout. En conflit avec Pelletan à l'Hôtel-Dieu dont il ne supporte pas le dilettantisme et les absences trop répétées, il supplante celui-ci au poste de chirurgien en chef en 1815.
Par son abnégation, sa rigueur et sa dévotion tout entière à sa profession, il donne une dimension internationale à son hôpital qui est considéré comme le meilleur sur le plan mondial, acquiert une clientèle colossale qui lui permet de devenir riche. Il gagne aussi plusieurs sobriquets comme *« Napoléon de la chirurgie »*, *« La bête de Seine »*, *« Le brigand de l'Hôtel-Dieu »* ou *« Premier parmi les chirurgiens, dernier parmi les hommes »* comme se plaît à le qualifier Percy, etc.
En 1820, il est élu membre de l'Académie des sciences, section médecine et chirurgie. En 1821, c'est le tour de l'Académie royale de médecine de le recevoir. Louis XVIII lui confie la charge de

chirurgien et l'élève à la baronnie en 1823. À l'hôpital dès 5h00 du matin, il enchaîne les réunions avec ses collaborateurs, consulte, opère, enseigne et assure les visites postopératoires du soir. Il est le seul à prescrire. D'un diagnostic extrêmement pointu au point de stupéfier son entourage par sa précision et sa sûreté, son sang-froid est légendaire. Patient à l'extrême avec ses patients qu'il sait écouter, il est au service des déshérités et forme ses collaborateurs pour qu'ils soient performants afin d'aider les plus démunis. Ses succès suscitent de nombreuses jalousies. Dans la nuit du 13 au 14 février 1820, le duc de Berry est assassiné. Dupuytren échoue dans le sauvetage de la victime. La famille royale lui reproche son inefficacité.

Lorsque Charles X abdique en 1830, Dupuytren est devenu une sommité. Il est au sommet, voit 10 000 patients par an et dispose de trois millions de francs. Confirmé au poste de Premier chirurgien par le roi déchu en 1825, le médecin lui offre un million de francs pour se remettre en selle, proposition déclinée par le monarque. En 1831, il subit un échec retentissant aux élections législatives dans son limousin natal. Cette année-là, il décrit une maladie engendrant la rétraction des doigts suite à une affection de l'aponévrose palmaire. Cette pathologie porte le nom de maladie de Dupuytren depuis lors. Il publie ses conclusions, quant à elles, dans le *Journal universitaire hebdomadaire de médecine et de chirurgie pratique*. En 1832, il fait paraître un livre intitulé *Leçons de clinique chirurgicale* qui est un ouvrage de référence puisqu'il récapitule l'ensemble de ses connaissances acquises tout au long de sa carrière. Travailleur acharné et inépuisable, il est à l'origine d'innovations essentielles et remarquables.

En 1833, ayant subi une attaque, il reste paralysé de l'une de ses paupières et du coin de sa bouche. En 1835, il meurt à Paris, d'épuisement. À sa mort, il fait un don de 200 000 francs pour la création d'une chaire d'anatomie pathologique. Cette somme permet la création du musée Dupuytren d'anatomie et cette fameuse chaire qui lui tenait tellement à cœur est finalement créée par la Faculté.

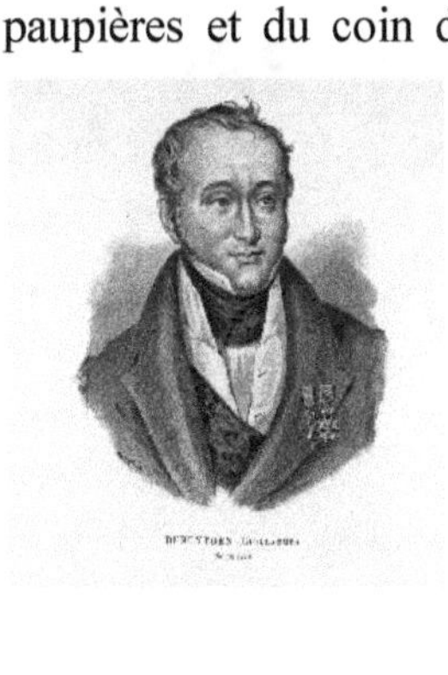

Guillaume Dupuytren (© BIUS).

Esquirol

Jean Étienne Dominique Esquirol (1772-1840) entame ses études de médecine à Toulouse. Il rejoint l'armée des Pyrénées pour y officier et exerce quelque temps dans les hôpitaux de Narbonne. Enfin, il reprend ses études médicales à Toulouse, puis Montpellier. En définitive, Esquirol monte les achever à Paris, en 1799. Là, il travaille sous la tutelle de Corvisart, puis en 1801, il rejoint le service de Pinel à La Salpêtrière. Il soutient sa thèse en 1805. Elle s'intitule *Les passions considérées comme cause, symptômes, et moyens curatifs de l'aliénation mentale*. Elle est considérée comme une œuvre majeure. Par la suite, il a pour mission officielle d'inspecter les hôpitaux d'aliénés. En 1810, il succède à Pinel au poste de médecin en chef de La Salpêtrière. En 1817, il y débute le premier enseignement sur les maladies mentales. En 1820, il est élu à l'Académie royale de médecine nouvellement créée. En 1825, il est promu aussi médecin en chef de la Maison royale de Charenton. Il demeure à cette fonction jusqu'en 1834. Responsable de la Loi du 30 juin 1838 qui impose l'ouverture d'un hôpital spécialisé dans chaque département, il y demande également, concernant les aliénés, que soit mis fin aux décisions d'internement arbitraires par simple lettre de cachet ou de décisions de justice. Cette même année, il est le premier à établir une description médicale de la trisomie 21. Au cours de sa carrière, il établit une classification des différentes formes de mélancolie, remet en cause les préceptes de Pinel quant à ses méthodes de compassion et de douceur, approfondit sa nosographie, distingue les hallucinations des illusions et fait un parallèle entre la folie, et les passions. Il est considéré comme le père de l'hôpital psychiatrique en France.

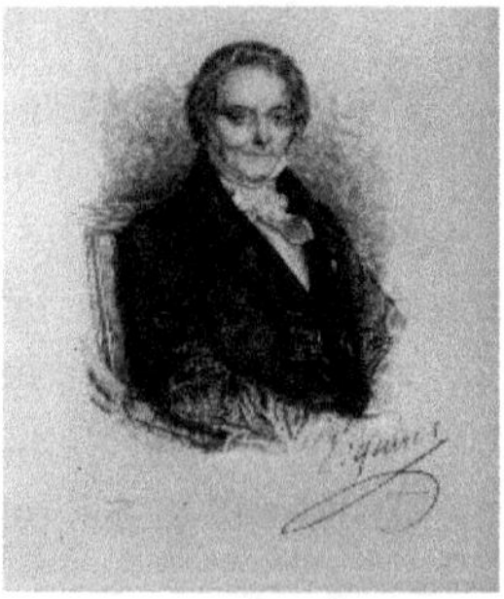

Jean Étienne Dominique Esquirol (© BIUS).

. *Laennec*

Théophile René Marie Hyacinthe Laennec (1781-1826) est confié très tôt à son oncle médecin-chef de l'Hôtel-Dieu à Nantes. En 1793, il l'assiste lors du siège de la ville par l'armée vendéenne. En 1795, il entame des études médicales et est nommé aide-chirurgien de troisième classe à Nantes. En 1797, il est missionné pour gagner l'hôpital de Brest et y travailler comme chirurgien de troisième classe. En 1798, ayant réussi, par concours, à obtenir le grade d'officier de santé de deuxième classe, il peut finir ses études à Paris. En 1799, il obtient la commission de chirurgien des armées et participe à la guerre contre les Chouans en tant que médecin dans l'armée commandée par le général Brune.

En 1801, il débute à l'École de santé de Paris. Laennec devient très vite un émule de Jean- Nicolas Corvisart dont il suit les préceptes avec assiduité. Il travaille en étroite relation avec le *Journal de médecine et de chirurgie*, dont Corvisart est le rédacteur en chef, où il publie de nombreux mémoires, chaque mois, qui ne manquent pas de le faire connaître, à partir de 1801. Cette même année, il participe à la fondation de la Société d'instruction médicale. Sa mère étant morte de la tuberculose alors qu'il n'a que cinq ans, il oriente très tôt son approche médicale vers les pathologies thoraciques. Il écrit alors deux mémoires dont la qualité est saluée unanimement et qui lui permettent d'entrer à l'École pratique. Il y devient le collaborateur de Bayle et c'est avec lui qu'il fait une découverte majeure, en 1803 : le tuberculome, la lésion initiale de la tuberculose. Il officie aussi en tant que médecin suppléant des hôpitaux. C'est alors qu'il fait la rencontre de Bichat et de Dupuytren. Le 16 mai 1803, son travail est récompensé par les premiers prix de chirurgie et de médecine. Le 11 juin 1804, il soutient sa thèse intitulée *Propositions sur la doctrine d'Hippocrate relativement à la médecine pratique*. C'est à cette époque qu'il se brouille avec Dupuytren qui essaie de s'approprier une des études de Bayle. En 1806, il donne également des cours d'anatomie pathologique. Sa patientèle se développe de 1804 à 1814. Il soigne notamment l'oncle de l'Empereur, le cardinal Fesch, dès 1808. En 1814, il regroupe tous les blessés et les malades bretons à La Salpêtrière. Après la guerre, après une courte absence, il poursuit sa pratique libérale et soigne notamment Chateaubriand, Mme de Staël, la duchesse du Berry, etc.

En 1816, il est nommé médecin en chef de l'hôpital Necker. C'est cette année-là qu'il invente le stéthoscope. Grâce à cet appareil, il maîtrise l'auscultation comme aucun autre avant lui et parvient à établir une classification des symptômes. Le 14 août 1818, paraît un ouvrage retentissant qu'il baptise *De l'auscultation médiate ou traité de diagnostic des maladies des poumons et du cœur fondé principalement sur ce nouveau moyen d'exploration* qui est un livre exceptionnel de précision. En 1819, il donne une existence à la cirrhose du foie et apporte une contribution remarquée au *Dictionnaire des sciences médicales* en soixante volumes. En 1822, il est promu professeur au Collège de France. En 1823, devenu membre de l'Académie royale de médecine et membre de la commission responsable de la réforme de la Faculté de médecine. En 1824, il est élevé au rang de chevalier de la Légion d'honneur. Choqué par les théories fumeuses de Broussais sur l'inflammation, il monte en ligne pour en démontrer toute l'aberration dans la seconde édition de son livre publié en 1826. Laennec finit sa vie en étant comblé de reconnaissance et d'honneurs par ses étudiants, ses pairs et ses amis. Son nom est salué unanimement sur le plan international. Il meurt en Bretagne, le 13 août 1826, atteint probablement d'une tuberculose.

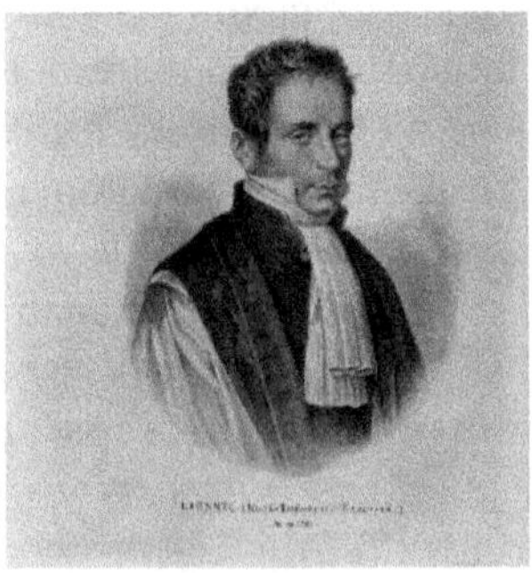

Théophile René Marie Hyacinthe Laennec (© BIUS).

. Bouillaud

Né en pleine Révolution, le 16 septembre 1796, aux environs d'Angoulême, dans un milieu modeste de vignerons, Jean-Baptiste Bouillaud a connu une enfance bercée par le bruit de la grande épopée napoléonienne, amplifiée par un oncle chirurgien major, qui a été décoré à Austerlitz en 1805. Bouillaud est envoyé au lycée

d'Angoulême où il termine de brillantes études en 1813. Désireux de devenir chirurgien, il monte à Paris. À son arrivée en 1814, au moment de la chute de l'Empire, Bouillaud a 18 ans, est désargenté. Il est seul dans une ville encerclée touchée par une épidémie de typhus. Il suit les cours de Dupuytren où il fait quelques dissections. Il fait des pansements et des amputations à l'hôpital Saint-Louis. Bouleversé par la chute de l'Empire, il rentre chez ses parents. Le jeune homme revient à Paris en 1816 et loge dans une pension misérable. Bouillaud débute sa carrière en 1818 comme externe à l'hôpital Cochin, auprès de son maître favori, le Pr Bertin. C'est grâce à lui qu'il rencontre celle qui deviendra sa femme et sa collaboratrice, Angélique-Anaïs Regnault. Le 23 août 1823, il est docteur en médecine, mais en 1824, il est recalé à l'agrégation. Il aurait été rayé de la liste des postulants à cause de ses sympathies libérales, anticléricales et antimonarchistes. À 30 ans, il intègre l'Académie royale de médecine, mais échoue au concours de la chaire de physiologie. Ceci ne l'empêche pas d'occuper, après la démission de Récamier, la prestigieuse chaire de clinique médicale tenue bien avant par Corvisart, à la Charité en 1831. Dupuytren, à la fin de sa vie, compte parmi ses patients et Bouillaud réalise, suivant ses vœux, son autopsie. Passionné de neurologie, il montre le rôle du cervelet dans le maintien de l'équilibre et affirme que *« les mouvements des organes de la parole sont régis par un centre cérébral spécial indépendant, occupant les lobes antérieurs. »*
Il est ainsi le premier à localiser le centre du langage dans les lobes frontaux du cerveau. En cardiologie, Bouillaud a décrit et dénommé les *« bruits de galop »*. Il donnera les premières explications mécaniques de l'origine du son produit par les battements cardiaques dont il décrit certaines arythmies. Il publie le *Traité clinique des maladies du cœur*. Il sera le premier à démontrer le lien entre la polyarthrite et l'endocardite dans son ouvrage, édité en 1840, le *Traité clinique du rhumatisme articulaire et la loi des coïncidences, des inflammations du cœur avec cette maladie*. Il y fait ainsi le premier l'observation de la cooccurrence des troubles cardiaques associés au rhumatisme articulaire aigu (maladie de Bouillaud). Notre homme propose dans les atteintes cardiaques du rhumatisme articulaire aigu un traitement basé sur des saignées et des sangsues. Il n'était pas l'élève de Broussais pour rien. À partir de ses deux publications, il connaît la gloire. Les malades affluent de toutes

parts, il est appelé en consultation à la cour de Russie et soigne l'élite française de Lamartine jusqu'à Napoléon III. Tenté par la politique, il sera élu député de Charente et siégera à gauche, du côté des républicains. En 1848, il succède à Orfila comme doyen de la faculté de médecine. Son bref passage ne sera marqué que par des réformes de protocole. Il exige notamment que les thèses soient soutenues au grand amphithéâtre et de façon solennelle. Il devient président de l'Académie de médecine en 1862. Il est fait commandeur de la Légion d'honneur en 1864. En 1868, il est élu à l'Académie des Sciences. En 1875, il démissionne de sa chaire médicale et meurt en 1881.

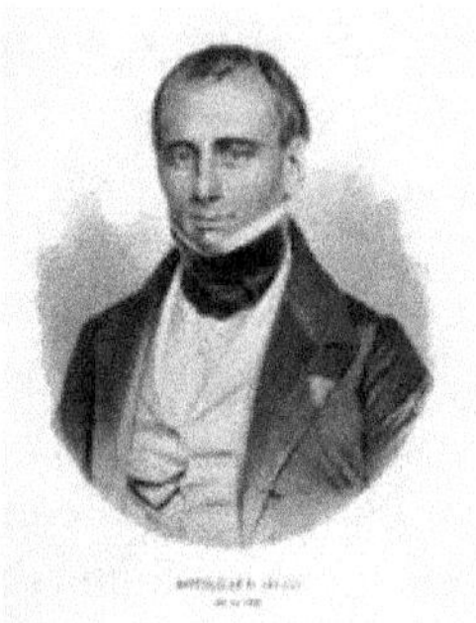

Jean-Baptiste Bouillaud (1796-1881) (© BIUS).

Ses grands amis

Cette liste n'est bien évidemment pas exhaustive. Nous ne parlerons ici que des amis médecins célèbres authentifiés avec certitude.

. *Paul-Gabriel Lepreux*

Paul-Gabriel Lepreux (1739-1816) est médecin en chef de l'Hôtel-Dieu. Il occupe cette fonction jusqu'à sa mort. Il apparaît dans les Almanachs impériaux à partir de 1806 et occupe la place de médecin consultant de l'Empereur. Grand ami de Corvisart, il préside le premier concours de l'internat des hôpitaux de Paris.

. *Jean-Jacques Leroux des Tillets*

Jean-Jacques Leroux des Tillets (1749-1832) devient docteur régent de la Faculté de Paris en 1776. Il n'hésite pas à afficher son souhait de réforme des études médicales.

En 1789, il est conseiller municipal de Paris. À ce titre, il parlemente avec les émeutiers, alors qu'il vient de décréter la loi martiale. Le 10 août, il offre ses services à la famille royale et lui permet de regagner l'Assemblée, saine et sauve. Pour cela, il est condamné à mort. Il s'échappe avec un ami et ne revient dans la capitale qu'après la Terreur.

Là, en adepte des idées de Corvisart dont il est un proche et qui prône l'auscultation, et l'examen clinique, il revient, et est nommé professeur de clinique médicale à l'École de santé ainsi qu'adjoint de Corvisart à la Charité. En 1790, il est administrateur des établissements publics. En 1805, il est nommé professeur de clinique. En 1810, il devient le doyen de la Faculté de médecine de Paris et le demeure jusqu'en 1822, date où il est révoqué pour des idées jugées trop libérales.

En 1814, à quelques jours de l'abdication de Napoléon, il demande à ses étudiants de prendre les armes pour repousser l'envahisseur. Ils refusent.

Fidèle à ses idées de prévention et d'hygiène médicale, il entreprend de lutter contre le typhus que les troupes françaises en retraite ramènent avec eux. C'est un grand succès puisque seulement 200 personnes décèdent de cette maladie dans la capitale. En 1821,

devant le cercueil de Corvisart, vêtu de tous ses attributs professoraux et de ses décorations, il prononce un éloge de son ami qui a marqué les esprits et rappelle *« l'essor qu'il a donné à la compréhension de son art. »*
En 1823, il devient professeur honoraire. Il est réintégré en 1830. Il meurt du choléra en 1832.

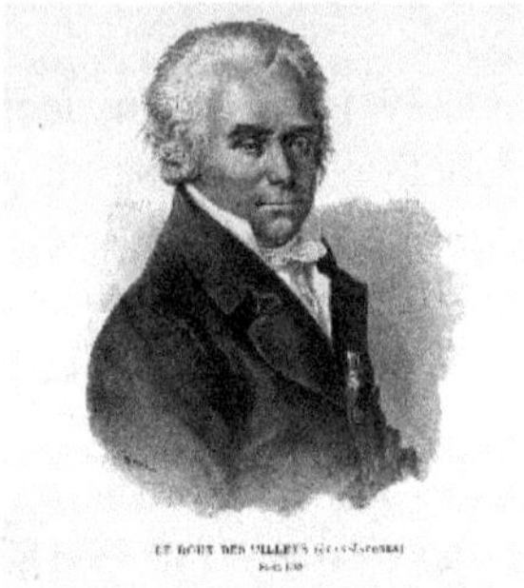

Jean-Jacques Leroux des Tillets (© BIUS).

. *Edme-Joachim Bourdois de La Motte*
Il est né le 14 septembre 1754, à Joigny, dans l'Yonne. Son père était médecin et membre correspondant de la Société royale. Vicq-d'Azyr, fondateur de l'anatomie comparée et médecin de Marie-Antoinette, lui a rendu un hommage public. Ayant achevé ses études au Collège d'Auxerre, Bourdois, une fois obtenue sa maîtrise ès arts, vient faire ses études de médecine à Paris. Au cours de celles-ci, il partage avec Jean-Nicolas Corvisart, l'étroite mansarde où ils sont logés. Les deux hommes deviennent ami.
Le 11 février 1777, Bourdois soutient sa première thèse et le 6 mars suivant, la seconde, la « cardinale », sur une question d'hygiène. Il prouve que rester trop longtemps au contact de la chaleur au cours de la période hivernale est nocif. Il soutient ensuite les deux dernières sur des sujets de pratique médicale pure. En 1778, à l'âge de vingt-quatre ans, il est docteur en médecine. Il entame, malgré des accès répétés d'hémoptysie, une carrière de médecin à l'hôpital de la Charité, de médecin des pauvres à la paroisse de Saint-Sulpice et à celle du Gros Caillou.
En 1779, il devient médecin du comte de Provence, le futur Louis XVIII, est rapidement nommé médecin du palais du

Luxembourg, et du château de Brunoy, ainsi qu'intendant du cabinet de physique et d'histoire naturelle, poste créé spécialement à son intention. Il est nommé docteur régent de la Faculté de médecine. Il a ses appartements au palais du Luxembourg. En 1788, il est fait Premier médecin de Madame Victoire. En 1793, Edme, déclaré suspect, est arrêté, puis mis en prison. Grâce aux démarches incessantes de sa femme et à l'intervention d'Antoine Dubois, chirurgien membre du conseil des armées et professeur à l'école de médecine, il retrouve la liberté. Après la chute de Robespierre, Bourdois monte en grade. Il est informé par Dubois qu'une expédition française se prépare pour reconquérir la Corse, avec René Desgenettes à la tête des services médicaux. Le poste de médecin en chef de l'armée des Alpes est donc vacant. Bourdois le récupère le 7 septembre 1794 et s'occupe plus particulièrement de son aile droite. Dépité, Bourdois est confronté à une réalité catastrophique : *« Le petit nombre de nos anciens établissements dans cette division, la grande quantité de malades qui y ont afflué en même temps, l'impossibilité absolue d'évacuer par terre, à cause des mauvais chemins, et par mer, faute de bâtiments, ont produit un engorgement considérable dont les suites eussent été nécessairement funestes si l'on ne se fut hâté d'en prévenir les effets. Depuis le 1er vendémiaire jusqu'au 1er ventôse, il est entré dans les hospices de l'armée 54 000 malades, et 5 300 y sont morts. De ce calcul, il résulte que, depuis quatre mois, le tiers de l'armée a été disséminé dans les hôpitaux, et que la mortalité pourra être évaluée au dixième des malades. »* Devant affronter une épidémie de typhus, Edme Joachim prend des mesures d'urgence. Il fait transporter les malades dans des tentes dressées en plein air. Il fait nettoyer, laver, ventiler les locaux des casernes et former une équipe d'ambulanciers. Il se distingue par une abnégation infatigable. Il met en place des hôpitaux espacés de trois lieues et réquisitionne les couvents, et hôpitaux où les malades atteints du typhus sont soignés nuit et jour. Un mois après, l'épidémie est enrayée. Le moral des hommes revient au beau fixe. À son tour malade, Bourdois, dès son retour à Paris, est menacé d'arrestation par le Directoire. Il est sauvé de justesse par Talleyrand. À cette époque, il est présenté au général Bonaparte. Les deux hommes deviennent de grands amis. Lors de leurs promenades dans la campagne, Bonaparte emmène régulièrement le médecin dans un

certain vallon. Un jour, interloqué, le médecin lui demande : *« Pourquoi toujours le même endroit ? »* Le général se serait arrêté près d'un torrent pour confier à Bourdois : *« C'est ici que César a franchi le Rubicon ! »*
Le 13 octobre 1795, Bourdois est licencié après avoir donné sa démission pour raison de santé de son poste de médecin en chef de l'armée des côtes de Cherbourg. Le 26 octobre 1795, Bonaparte lui demande de prendre la fonction de médecin en chef de l'armée de l'Intérieur. Les rapports entre les deux hommes sont à leur apogée. Il cesse ses fonctions de médecin en chef de la 17e division militaire de Paris, le 5 décembre 1796. Au lendemain du 13 vendémiaire, Bonaparte, inquiet, fait quérir des nouvelles du médecin. Les relations entre les deux amis se dégradent lorsque Bourdois décline l'invitation d'accompagner Bonaparte dans son expédition en Italie. Le général, se retournant vers Bourdois, lui aurait dit brusquement : *« Vous êtes des nôtres, j'espère ! »* Voyant que son ami, pris de court, hésite, Bonaparte, extrêmement susceptible, rétorque simplement : *« N'en parlons plus ! »*, mais les liens entre les deux hommes sont désormais distendus irrémédiablement. Bourdois ne veut pas quitter Paris, sa profession et surtout, sa femme souffrante à qui il doit tout. De retour d'Italie, puis d'Égypte, le général ne veut plus revoir le médecin pendant près de quinze années. En 1805, le préfet de la Seine, Frochot, le nomme au rang de médecin en chef des épidémies pour le département de la Seine. Sa mission est d'enrayer les épidémies qui font des ravages dans la capitale et dans ses alentours. En 1806, Bourdois, sur ordre du gouvernement, prend en charge une épidémie qui vient de se déclarer à Lay, près de Sceaux. Il constate que la maladie déclarée se rencontre principalement chez les ouvriers qui travaillent les métaux, chez les peintres, chez les ouvriers potiers qui exploitent la céruse et chez les femmes qui mettent du blanc, un cosmétique à base de céruse. Associé à des mesures de prévention élémentaires, Bourdois de la Motte décide de recourir au traitement recommandé en pareilles circonstances, en Angleterre. Après avoir été inspecteur général de l'Université de France en 1809, il en devient le conseiller en 1811. La même année, sur l'injonction de Corvisart qui le plébiscite, Napoléon lui confie la charge de Premier médecin du roi de Rome.

« Sire, aurait dit Corvisart à l'Empereur, *sacrifiez vos répugnances à l'intérêt de votre fils ; c'est à Bourdois qu'il faut confier une tête si précieuse ! »* Au palais des Tuileries, convoqué dans la même journée, le médecin s'entend dire par l'Empereur : *« Vous êtes le médecin de mon fils ! Je ne puis vous donner une plus grande marque de confiance ; oubliez le passé comme je l'oublie moi-même ! »*
Le 29 décembre 1811, il est nommé chevalier de la Légion d'honneur. Le 27 février 1812, Bourdois est fait chevalier de l'Empire, puis baron. Sa modestie naturelle se refuse à porter cette dernière distinction. Il devient médecin au Collège des princes et médecin consultant de l'Empereur. Talleyrand, qui s'est pris d'amitié pour lui, a coutume de brocarder ses allures compassées : *« Il vient chez moi deux hommes sur le compte desquels on se trompe toujours, Cobenzl (un célèbre diplomate autrichien) qu'on prend pour mon médecin, et Bourdois, pour un ambassadeur ! »*
Alors qu'il est dévoué au fils impérial et lui prodigue les soins les plus attentionnés, Corvisart l'humilie un jour en remettant en cause son travail, et en contrôlant sa validité. Bourdois accuse le coup, mais digne, ne dit rien. Dix ans plus tard, Corvisart est mourant. Il fait mander Bourdois à son lit de chevet et lui présente des excuses que notre homme accepte.
Lorsque l'Empire s'effondre, Bourdois suit l'impératrice Marie-Louise et son fils jusqu'à Blois. Il ne se résout pas à quitter son pays. Sous la Restauration, il revient à Paris et poursuit son exercice libéral. Il bénéficie d'une patientèle huppée. Il devient aussi médecin du département des Affaires étrangères responsable de la marine et des colonies. Louis XVIII le fait nommer son Premier médecin. Par la suite, Charles X en fait tout autant.
Pourquoi cette longévité ? Pourquoi une telle présence dans la médecine royale ? Il s'en explique par ces mots simples : *« Je suis loin de revendiquer le premier rang dans cet art honorable de la médecine, mais j'ai la prétention de l'exercer avec cette pureté d'intention, cet amour de l'humanité, j'oserai dire plus, ce désintéressement qui seuls peuvent rendre utiles aux hommes les lumières parfois étonnantes que l'on rencontre dans quelques médecins. Mon objet est d'être utile, mon devoir est de soulager les malheureux, ma gloire et ma récompense seront dans l'estime des gens de bien. »*

Bourdois a toujours manifesté le plus grand intérêt pour les essais de vaccination contre la variole. Il se fait admettre à une société nouvellement créée, la *Société pour l'extinction de la petite vérole*, et devient président du comité central de vaccine. Il réussit même à obtenir de son ami Talleyrand, devenu ambassadeur à Londres, quelques échantillons du vaccin dont la France manque cruellement.
Fort de ses différents travaux, Bourdois est admis dans toutes les grandes sociétés scientifiques de son temps. En 1806, il est associé ordinaire résidant de la Société de médecine de Paris, puis président d'honneur de la Société de médecine, adressant, à ce titre, à l'Empereur, *« les vœux et le respect des médecins de Paris dans un discours qu'il a daigné écouter avec indulgence et bonté »*. Il est admis l'un des premiers, à l'Académie royale de médecine qui est créée en 1820. Il en est le président en 1822, 1823 et 1829. Il meurt le 7 décembre 1835, à l'âge de quatre-vingt-deux ans. Son dernier travail a été pour l'Académie de médecine où il réalise en 1835, un rapport sur Corvisart et ses titres. Son hommage chargé d'amitié, d'émotions et d'anecdotes croustillantes, lui l'intime du médecin impérial, est retentissant et connaît un véritable succès d'estime dans le monde médical.
À sa mort, l'Académie de médecine suspend ses travaux, ce qui a constitué une première dans la courte histoire de cette institution.

. *Jean-Noël Hallé*
Jean-Noël est né à Paris, le 6 janvier 1754. Son père, Noël, est un peintre renommé qui dirige l'Académie de peinture de Rome. C'est dans cette ville précisément, au couvent des Minimes français, qu'il fait sa scolarité.
C'est au cours des leçons dispensées par son père à l'École des beaux-arts qu'il découvre l'anatomie. Sur les conseils de son oncle maternel et médecin, Anne-Charles Lorry, dont il hérite plus tard de la bibliothèque, il entame des études de médecine à Paris, en 1776. Il y soutient sa thèse en 1778. Il intègre la Société royale de médecine, à peine diplômé, la même année.
Cuvier (1827) affirme qu'il l'intègre avant d'avoir obtenu son doctorat. Faut-il y voir l'intervention de son oncle, éminent praticien, un des fondateurs de ladite société, reçu jusque dans les sphères intimes de Louis XV ? Son oncle lui enseigne ses connaissances

avec le secret espoir que le jeune homme lui succède. Cette adhésion lui vaut la disgrâce de la Faculté de médecine qui est en compétition avec cette institution. Bien qu'il ait obtenu la régence qui lui aurait permis d'enseigner, celle-ci l'empêche de professer. C'est dans la méditation, dans la recherche et dans la retraite qu'il franchit la tempête révolutionnaire.

Au service des pauvres, il se dévoue sans compter et avec la plus grande bienveillance. En plus de ses soins éclairés, de ses conseils avisés, il n'hésite jamais à joindre les actes à la parole, puisque ses dons sont innombrables. Fervent pratiquant, reconnu et doué d'altruisme, il soigne les indigents gratuitement. Il traverse d'ailleurs la période révolutionnaire affublé du sobriquet de *« Médecin des pauvres »*. C'est ce qui le sauve. Profitant de son grand renom, il fait tout ce qu'il peut pour sauver Lavoisier, Malesherbes et d'autres, de l'échafaud au moment de la Terreur, allant jusqu'à leur faire profiter de ses soins dans les prisons où ils sont incarcérés. Il défend aussi Lavoisier, lors de son procès, devant la Convention nationale, se mettant ainsi lui-même en péril.

En 1794, devant l'excellence de ses travaux, Fourcroy lui attribue la chaire de physique médicale et d'hygiène de l'École de santé de Paris que celui-ci vient d'établir. Jean-Noël y met en place un enseignement d'hygiène médicale. Il est le premier en France. Il donne des leçons aussi à la même époque, à l'École normale qui vient d'être ouverte. Alors qu'il a refusé le poste, les responsables de l'école passent outre et le lui imposent. Le 9 décembre 1795, il est élu membre de l'Institut, dès sa création, dans la section médecine et chirurgie. Il le préside en 1813.

En 1795 toujours, il est nommé membre de la commission des livres élémentaires pour l'instruction médicale. Cette même année, il parvient à guérir une paralysie faciale à l'aide de l'électrothérapie. Précurseur dans la transmission du savoir en hygiène médicale, défenseur convaincu de la vaccine, il milite activement pour une médecine préventive. Il publie d'ailleurs en 1800, à l'Institut, un *Rapport sur la vaccine* qui constitue un état des lieux sur sa mise en application, suivi d'un second rapport en 1812, qui établit un constat sur son accomplissement sur le sol français. En 1810, il est d'ailleurs appelé en Italie, pour organiser la vaccination dans les régions de Lucques et de Toscane. Il suit Pauline, la sœur de l'Empereur, en Italie, après son mariage en 1802. Elle revient à Paris en 1803.

En 1804, Jean-Noël devient le médecin ordinaire de Napoléon et de toute la famille impériale qu'il soigne avec son érudition, sa dignité et son indépendance de caractère.

Napoléon le fait d'ailleurs chevalier de la Légion d'honneur à l'instauration de cette décoration. Il apparaît pour la première fois dans l'Almanach impérial de 1805. Grand ami de Corvisart qui l'estime tout particulièrement, il soutient ses préceptes en affirmant : *« La médecine du symptôme doit toujours être subordonnée à la médecine de la maladie. »*

En 1805, il prend la suite de Corvisart au Collège de France. C'est d'ailleurs ce même Corvisart, qui y enseigne la médecine pratique, qui l'y désigne dans un premier temps pour l'assister, puis pour lui succéder, étant débordé par sa charge de Premier médecin de l'Empereur.

Hallé y rencontre notamment Laennec qu'il a comme élève. Il dit d'ailleurs de celui-ci, avec une grande clairvoyance : *« S'il continue à travailler comme il travaille, il deviendra le premier médecin de l'Europe. »* C'est l'inventeur du stéthoscope qui reprend la chaire de Hallé, à son décès, en 1822.

En 1806, d'après ses leçons au Collège de France, un ouvrage est publié, intitulé *Hygiène, ou l'art de conserver la santé.*

Les 15 et 19 avril 1807, le médecin ausculte Pauline Bonaparte, suite à une crise de salpingite aiguë et son état le laisse perplexe.

À partir de 1809, il édite les *Œuvres complètes* de Samuel Tissot, médecin britannique, qu'il connote de façon extrêmement judicieuse et pertinente.

En 1812, il participe à l'élaboration du *Dictionnaire des sciences médicales* où il rédige une longue série d'articles en rapport avec sa discipline de prédilection, l'hygiène médicale. Il démontre l'influence réciproque du physique sur le moral et du moral sur le physique. En 1818, il contribue à la publication du *Codex des médicaments ou pharmacopée française* qui paraît à Paris. Durant sa carrière extrêmement prolifique, il s'intéresse notamment à l'étude du cancer du sein et des effets du camphre. À la Restauration, il est rappelé par le futur Charles X, à son service. Alors gravement malade, Jean-Noël le guérit. Louis XVIII le nomme aussitôt son Premier médecin et le fait chevalier dans l'Ordre royal

de Saint-Michel nouvellement créé. Jusqu'à la fin de sa vie, le roi lui témoigne la plus grande attention et la plus haute estime. En 1820, il est élu, dès sa création, à l'Académie royale de médecine. Il en préside d'ailleurs la section de médecine dès son ouverture.
Il est décédé le 11 février 1822, des suites d'une intervention chirurgicale. Atteint de la maladie de la pierre (calculs rénaux), il en meurt. Il est enterré au cimetière du Père-Lachaise, dans la 10e division. Selon Lemaire (2003), il est indubitablement le meilleur médecin ayant exercé au cours de l'épopée napoléonienne. Le jugement de Napoléon à Sainte-Hélène se révèle aigre, quant à lui. Un jour, aux Tuileries, Napoléon lui manifeste un geste d'une étrange familiarité. Il est dit que l'Empereur lui aurait pincé l'oreille ou aurait agité son rasoir sous le nez, ce qui choque profondément le médecin, au point que ce dernier décide de ne pas y revenir. L'Empereur lui en a voulu pour cette décision. Doué d'un instinct médical poussé au paroxysme, la qualité de son examen clinique est recherchée dans toute la capitale. Affable et jovial, ses étudiants le portent très haut dans leur estime.
Son enseignement d'une érudition rare est très prisé, d'autant plus qu'il se dévoue jusqu'à obtenir de son auditoire une parfaite compréhension.
Habile dessinateur, il n'hésite pas à agrémenter ses démonstrations de nombreux croquis qui viennent illustrer son propos. Homme naturellement bon, ses malades l'adorent. Lorsque tout est perdu, il sait par sa drôlerie faire oublier au patient ses maux.
D'une probité exemplaire, d'une générosité que rien n'est jamais venu démentir, il abandonne les droits d'auteur de ses livres, à ses proches collaborateurs et n'accepte aucune rétribution pour ses soins.

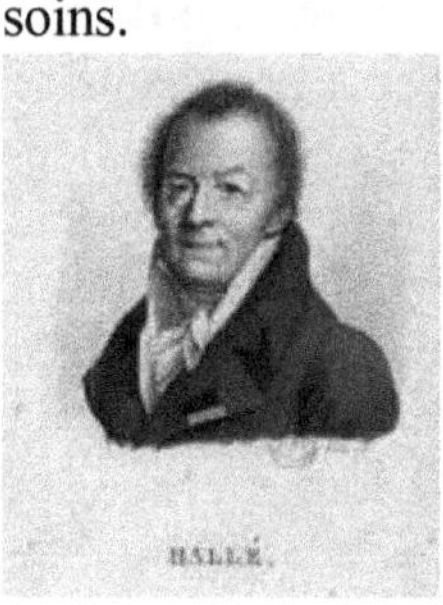

À la fin de sa vie, il est devenu membre correspondant des Académies de Saint-Pétersbourg, de Vienne et de Madrid.

Jean-Noël Hallé (1754-1822) (© BIU Santé, Réf. CIPB1002).

. *Dominique Jean Larrey*

La *« Providence du soldat »*, surnom qu'il reçoit en Égypte, naît à Beaudéan, le 7 juillet 1766. À 14 ans, son père venant de décéder et sur la recommandation de l'abbé Grasset qui l'a pris en charge, il quitte le domicile familial, et rejoint son oncle Alexis, chirurgien en chef de l'hôpital la Grave de Toulouse, qui lui enseigne la médecine pendant 6 ans, après avoir suivi une scolarité au collège de l'Esquille des Frères de la doctrine chrétienne. Il n'a pas 19 ans lorsqu'il devient prosecteur. Il vivait jusque-là en étant le répétiteur de ses amis étudiants. En 1785, il obtient le premier prix de la Société Saint-Joseph de la Grave et est désigné « professeur-élève ». Au concours d'aide-major, en 1786, il arrive majeur de sa promotion. Il soutient aussi, cette année-là, une thèse sur *La carie des os*. Il reçoit la médaille de vermeil de la cité de Toulouse. Désargenté, il gagne la capitale à pied et suit les cours de Dessault à l'Hôtel-Dieu. En 1787, il intègre l'École navale de Brest, puis embarque sur la Vigilante le 4 octobre, après avoir obtenu un concours de chirurgien auxiliaire dans la marine royale, où il est classé premier. C'est à bord de la *Vigilante* qu'il se soumet au concours de chirurgien major où il est reçu sans aucune difficulté. De retour d'un voyage jusqu'à Terre-Neuve, l'équipage est au complet. Ses directives hygiéniques drastiques ont été respectées à la lettre. Il apprend à y travailler vite et bien, dans un local exigu. Sujet au mal de mer, il demande son licenciement de la marine. De nouveau à Paris, le 25 novembre 1788, il suit une fois de plus les cours de Dessault et de Sabatier, ce qui l'amène à être reçu premier au concours d'aide-major de l'hôpital des Invalides en 1789. Il est écarté du poste au profit d'un autre qui a les faveurs du gouverneur. C'est à cette époque qu'il devient très ami avec Corvisart et Bichat. En 1789, il participe à la prise de la Bastille avec les étudiants de l'École de chirurgie. En 1791, un second poste de chirurgien aide-major se libère aux Invalides. Sabatier, scandalisé par l'évincement de Larrey en 1789, au même poste, se démène pour aider son poulain à obtenir ce concours. Devenu chirurgien major du district de Saint-André-des-Arts, il s'occupe de soulager les blessés du Champ-de-Mars. Paris devient invivable. Il part pour Brest où ses amis de la marine le pressent de reprendre du service. Arrivé au port, Sabatier, encore lui, lui écrit pour lui signaler qu'un poste gagnant-maîtrise est vacant, lui ouvrant les portes de l'enseignement. Larrey revient aussitôt dans la capitale. En avril 1792, il arrive à Strasbourg et rejoint l'armée de Kellermann au grade de chirurgien major des hôpitaux, où, dans un premier temps sous les ordres de Percy, il parvient, par son courage, à occuper des fonctions similaires aux siennes. En 1792, à la bataille de Spire, véritable baptême du feu, il applique sur le terrain, les préceptes de la chirurgie navale. Il réalise d'ailleurs sous le regard attentif de Coste, Sabatier et Parmentier, trois inspecteurs généraux du service de santé, une désarticulation de l'épaule sur l'un de ses blessés. Pendant les périodes de repos, il transmet son savoir à d'autres médecins. Ainsi, crée-t-il un cours de perfectionnement d'anatomie et de chirurgie pratique, à Mayence en 1793, où il est nommé officiellement à la direction chirurgicale du Service de santé de l'armée. Il invente 3 types d'aiguilles à suturer les plaies du cou et de la face qui lui valent de recevoir la médaille d'or de l'Académie de chirurgie. Il milite activement pour que le médecin se porte au-devant du blessé. Sa conviction est profonde au point qu'il créée un corps de brancardier et d'ambulancier, mais aussi, une ambulance volante à cheval qui sillonnent les champs de bataille dans toute l'Europe, à partir de 1793, qui le distingue. C'est d'ailleurs la première fois qu'un chirurgien est aperçu au cœur des combats. Le 22 juin 1793, pour sa conduite héroïque au feu, Larrey est cité à l'ordre de l'armée. Il a rallié des déserteurs et a attaqué une position ennemie. Là, sous les balles adverses, il a délivré ses soins sur les blessés. Le 25 juillet, Danton, apprenant la victoire des forces françaises, rend hommage à Larrey pour ses bons soins donnés dans des conditions si précaires et si dangereuses. Marchioni (2003) dit de lui : *« Petit dormeur de tempérament, il opère souvent avec facilité jusqu'à 4 heures du matin et pourra pratiquer deux cents amputations vingt-quatre heures durant ! »* Extrêmement rigoureux en matière d'hygiène, il se frictionne tous les jours le corps d'eau vinaigrée.

En 1794, de retour à Paris, son système d'ambulances volantes est unanimement salué par la Comité de salut public. Il est promu au rang de chirurgien en chef de l'armée de Corse stationnée à Toulon. De retour à Paris, il doit en partir précipitamment pour éviter une possible arrestation. Il est reconnu qu'il a recueilli et soigné un prince autrichien sur le front, ce qui n'est pas acceptable aux yeux des représentants de la République naissante. Sauvé in extremis par un ami de son oncle qui siège au Comité, il rejoint donc Toulon sans tarder et c'est, dans cette ville, qu'il rencontre pour la première fois Bonaparte. Avant de partir, le 4 mars 1794, il a eu le temps de se marier.

Très vite, il se voit réorganiser le grand hôpital de Nice qui accueille les blessés de l'armée d'Italie. Son travail est alors salué par la Comité de salut public. Après une excursion en Espagne où le jeune médecin peut étudier les effets du froid de l'hiver sur les membres des soldats, il est rappelé à Toulon en 1795. Très vite inutile, il est muté sur Paris où il revient pour assister à l'accouchement de sa femme. L'enfant prénommé Félix-Hippolyte décède trois semaines après. Lors des émeutes de la capitale, Larrey commande aux ambulances attachées à l'armée. Le 3 juillet 1795, il est de nouveau affecté à la garnison de Toulon. Aussitôt, il organise un enseignement d'anatomie avec dissections sur cadavres avec lesquels il effectue des préparations anatomiques destinées à ses jeunes confrères. C'est à cette époque qu'il publie un *Mémoire sur l'anthrax* qui lui confère une certaine notoriété. Cette année-là, il devient professeur à l'École de santé du Val-de-Grâce où il enseigne l'anatomie et la médecine opératoire sous les ordres de Coste qui la dirige. Il a 30 ans. Il devient aussi chirurgien en chef de l'hôpital du Gros-Caillou et des Invalides. À l'orée de l'année 1797, il est affecté à l'armée d'Italie et est présent à tous les combats de cette campagne. Napoléon salue chaleureusement son dévouement et, surtout, l'esprit d'organisation que le médecin a insufflé au Service de santé. Larrey y imagine des ambulances volantes rapides et légères, capables de se déplacer sur tout le front. Marchioni (2003) décrit l'ensemble avec précision : *« une équipe chirurgicale à cheval : 3 chirurgiens, 1 infirmier, tous montés, suivis de mulets de bât transportant du matériel médico-chirurgical à l'aller et les blessés au retour disposés dans des paniers rudimentaires. La forme définitive constitue la Légion de l'ambulance à 3 divisions. L'une au centre du champ de bataille ou à l'avant-garde, dirigée directement par Larrey, la seconde à l'aile droite et la troisième à l'aile gauche. Chacune peut renforcer ses homologues en fonction de l'évolution des combats et de l'afflux des blessés. »* Le même auteur (2003) ajoute : *« Tout est prévu pour secourir le dixième des effectifs engagés. On compte au sein de chaque division 15 chirurgiens, 40 infirmiers dont 12 à cheval et 13 aides-soignants. Chaque infirmier à pied porte un sac en cuir à plusieurs compartiments contenant des appareils à pansement de réserve. Le chirurgien ou infirmier à cheval porte, au lieu des deux fontes pour les pistolets, deux sacoches et un portemanteau en cuir destinés à transporter les trousses d'instruments d'urgence et les premiers pansements. 25 conducteurs dont un maréchal-ferrant et un sellier complètent ce personnel d'une centaine de personnes par division. »* Chaque division comporte 12 véhicules à 2 ou à 4 roues. C'est Larrey qui facilite la rencontre, en 1797, entre Bonaparte et Desaix dont il est un ami depuis l'armée du Rhin. Bonaparte satisfait de ses travaux lui demande d'inspecter les hôpitaux d'Italie du Nord et de s'assurer du degré de compétence des jeunes chirurgiens de l'armée. En juin 1797, Dominique éradique une épidémie de typhus qui décime les équipages français par des mesures d'hygiène simples et strictes. Ayant rejoint Udine et l'armée de Masséna prête à en découdre avec les Autrichiens, il s'improvise vétérinaire et stoppe les avancées d'une épidémie de charbon chez les chevaux du contingent. À la fin de l'année, Larrey regagne Paris. Il y retrouve sa chaire au Val-de-Grâce. Le 22 mars 1798, Larrey, en compagnie de Desgenettes, quitte Paris. Il vient d'être muté à l'armée d'Angleterre. Mais, la diligence qui les transporte les emmène directement à Toulon où les deux hommes embarquent à bord de *L'Orient*, le vaisseau amiral d'une expédition vers l'Égypte fomentée par le général Bonaparte. Il y occupe naturellement le poste de chirurgien en chef du contingent militaire en partance. Sur le navire, le futur empereur crée deux commissions, dont une des sciences, et l'autre, des arts.

Le Directoire assure l'autonomie aux médecins de l'armée. Larrey n'en demandant pas plus écrit à son oncle qui lui communique la liste de 108 chirurgiens désireux de participer à l'expédition. Ils sont formés en urgence à l'hôpital militaire d'instruction de Toulon, puis au cours du voyage. Pour le matériel, le chirurgien met à contribution tous les corps de métier de la ville. Le 19 mai, les bateaux larguent les amarres. Les troupes débarquent sur la terre des pyramides dans la nuit du 1er au 2 juillet 1798. Arrivé à Alexandrie, Larrey organise, aussitôt et, dans l'urgence, un hôpital de fortune. Avant de quitter la ville, en cela, aidé de Bonaparte qui réquisitionne une villa à cet effet, il structure un vrai hôpital qui fonctionne à plein régime dès son ouverture. Souffrant de soif et de chaleur au milieu des soldats, son matériel volé par des Bédouins, Larrey et ses confrères traversent à pied, le désert les amenant aux portes du Caire en portant leur matériel sur le dos. Au cours du périple, ils rivalisent d'imagination pour aider les Français désespérés par l'excursion qui se révèle très dure. Lors de la bataille des Pyramides, Larrey organise un gigantesque hôpital dans la demeure fastueuse de Mourad Bey, défait. Il n'hésite pas à recommander certains de ses hommes, à demander des récompenses pour eux. Il opère 24 heures durant sans se reposer, sans s'alimenter, juste parce que ses hommes blessés ont besoin de lui. Sa réputation d'homme de cœur est alors connue dans toute l'armée. C'est aussi pendant cette campagne qu'il expérimente sa technique d'amputation par désarticulation de la tête d'humérus. Au Caire, il ouvre un hôpital dans le palais d'Ibrahim Bey pour les pauvres et les indigents, selon les préceptes d'Avicenne, l'illustre médecin arabe.

Pourtant, à la création de l'Institut d'Égypte, Larrey n'y siège pas. Les médecins de la section de physique et de science naturelle débattent, cherchent et émettent des mémoires faisant la synthèse de leurs trouvailles. Les sujets portent notamment sur l'hygiène, l'alimentation ou les épidémies. Ainsi, en est-il de Larrey qui publie plusieurs traités qui établissent sa réputation scientifique jusqu'en France où ses travaux sont reconnus.

Larrey crée une école pour les jeunes chirurgiens de l'armée. Il y enseigne l'anatomie, la médecine opératoire et la chirurgie générale. Il combat le tétanos et la peste lors de l'expédition en Syrie. Il comprend alors toute l'importance de l'hygiène des troupes. Il réforme son ambulance volante. Les blessés sont donc évacués à dos de chameau. Lors de la révolte du Caire, Larrey se dépense sans compter pour soigner les blessés et risque plusieurs fois sa vie pour cela. Il pleure de nombreux élèves et amis qui sont tués par les révoltés. Au départ de Bonaparte, il décide de rester avec Kléber pour soigner ses malades et ses blessés. Mais, avant le départ de futur empereur, sous l'injonction de Larrey, le général décrète une équivalence de grade qui est une vraie révolution pour le service de santé. Les médecins de 1re classe sont assimilés aux commandants et ceux de 2e ou de 3e classe, aux capitaines. Leur situation est régularisée par un brevet agrémenté d'une solde au

sein de l'armée. Le 30 janvier 1799, les premiers cas de peste sont signalés. Larrey applique des mesures d'hygiène d'une rigueur extrême. À Jaffa, Larrey s'évertue à isoler les malades atteints de la mort noire et à appliquer des mesures d'hygiène sévères. Le 22 mars, lors du siège de Saint-Jean d'Acre, il envoie une directive à tous les chirurgiens afin de définir une conduite unique pour lutter efficacement contre la peste qui fait des ravages dans l'armée française. Au cours de l'assaut, il est blessé une seconde fois et malgré tout, il poursuit ses soins sur les remparts acclamés par le cœur des soldats. Larrey est élu au sein de l'Institut, le 4 juillet 1799, dans la section de physique. Dans la même année, il publie son mémoire de 38 pages intitulé *Mémoire sur le tétanos traumatique* consécutif à l'observation des blessures engendrées par les projectiles turcs, qui fait grand bruit. En 1798, sans en être membre, il avait fait paraître son *Mémoire sur l'ophtalmie endémique en Égypte* qui avait déjà été consacré. En 1800, c'est autour du *Mémoire sur la fièvre jaune, considérée comme complication des plaies d'arme* à feu de paraître. Suivent *De hepatitis* et *L'atrophie des testicules*. Kléber le charge d'inspecter les hôpitaux du delta et de proposer de l'avancement aux médecins méritants, ce que Larrey s'empresse de faire. Le 21 mars 1801, à Canope, alors que le général Menou s'enlise contre les Anglais fraîchement débarqués, menacé par la charge d'un régiment de dragons, Larrey s'enfuit en portant le général Silly, qu'il vient d'amputer, sur son dos et parvient à le sauver. Alors qu'Alexandrie est assiégée par les Britanniques, une épidémie de scorbut apparaît. Les mesures alimentaires et hygiéniques préconisées par Larrey ont raison de tous les symptômes. Il déplore très peu de morts en définitive.
En 1801, il autopsie le corps de l'assassin de Kléber, l'embaume et le fait exposer au Musée d'histoire naturelle. Il aurait embaumé le corps de Kléber également. Lors de la reddition, Menou parvient à négocier avec les Anglais, la conservation des archives, mémoires et collections amassés en Égypte, qu'il ramène en France. Larrey, notamment, conserve ses notes qu'il destine à publications dès son retour en France et ses collections de crânes, et de momies. À son retour d'Égypte, Larrey fait connaître un mémoire sur *l'Ophtalmie endémique*. Il rencontre le futur Napoléon, en mars 1802. Il lui présente, en souhaitant lui dédier, sa *Relation chirurgicale de l'expédition d'Orient* qu'ému, le Premier Consul reçoit et transmet

aussitôt à son secrétaire en lui ordonnant de le publier dans la *Description d'Égypte*. Dans cet ouvrage, il publie aussi en 1809, un *Mémoires et observations sur plusieurs maladies qui ont affecté les troupes de l'armée française pendant l'expédition d'Égypte et de Syrie et qui sont endémiques dans ces deux contrées* et en 1812, une *Notice sur la conformation physique des Égyptiens et des différentes races qui existent en Égypte, suivie de quelques réflexions sur l'embaumement des momies.*

Le 10 mars 1803, la loi réformant la médecine, dont les principaux préceptes ont été dictés par Fourcroy, voit le jour. Dominique a contribué dans une large mesure à son édification puisqu'il a participé aux travaux d'écritures.

En 1803, il soutient aussi sa thèse de médecine qui porte le titre : *Des amputations des membres à la suite des coups de feu.* Il devient le premier docteur en chirurgie. Sa thèse connaît un tel succès qu'il s'empresse de l'offrir à Bonaparte.

En 1804, nouvelle promotion. Il est chirurgien en chef de la Garde impériale. Il opère en première ligne, au front, quel que soit le temps. Il est omniprésent. Le 15 juillet 1804, il est fait officier de la Légion d'honneur par le futur Napoléon et est décoré en l'église des Invalides. Sur le plan littéraire, l'année est aussi prolifique. En effet, il publie *De elephantiasis*, *Du sarcocèle* et *Des plaies de poitrine*. Larrey est présent lors du sacre de Napoléon, le 2 décembre 1804. Le soir même, dans une note écrite, il prédit *« sa perte et la ruine de la France »*.

En 1805, à Ulm, à Echingen et à Austerlitz, tous les blessés sont opérés sur le terrain. À la veille d'Austerlitz, l'Empereur lui confie la direction de l'intégralité du Service de santé de l'armée, Percy étant occupé à d'autres tâches. Le chirurgien risque plusieurs fois sa vie sur le champ de bataille. Les ambulances volantes sont d'une efficacité exceptionnelle. Cette même année, il devient inspecteur général du Service de santé. À Vienne, il visite les hôpitaux et met en place des mesures d'hygiène très strictes pour éradiquer toute épidémie.

À la fin février 1806, il est de retour à Paris. Il en profite pour publier une *Notice sur l'anévrisme* à la Société de l'École de médecine, puis une *Notice sur les causes spontanées de l'hémorragie active artérielle* et enfin une *Notice sur une épilepsie cérébrale*. La même année, à Iéna, Larrey instaure la sélection des blessés en

fonction de la gravité de leur état, mais mis en réserve avec la Garde impériale, il ne participe pas au combat pour la seule et unique fois de l'épopée napoléonienne.
Cette année-là, il préside à la Société de médecine de Paris dont il est membre depuis sa fondation en 1796.
En 1807, à Eylau, il effectue 800 amputations en trois jours. Trois jours durant, par un froid glacial, il opère sans jamais s'arrêter. Sur les 7 000 Français et 5 000 Russes opérés, 91 % ont guéri. Il est élevé au rang de « commandant » de la Légion d'honneur. Napoléon lui remet ses insignes et son épée personnelle, directement sur le champ de bataille. En 1807, après la bataille de Friedland, c'est sur les conseils médicaux avisés de Larrey que Napoléon porte la conscription à 20 ans. De retour à Paris, Larrey reprend ses fonctions de chirurgien en chef de l'hôpital de la Garde. Il publie aussi un *Mémoire sur la gangrène sèche causée par le froid, ou gangrène de congélation* tiré de son expérience recueillie à Eylau. Arrivé en 1808, sur le sol espagnol, il organise les hôpitaux madrilènes, évalue les officiers de santé mis à disposition et ouvre une école de chirurgie accessible aux Espagnols également. Lors de la révolte de Madrid, les infirmiers espagnols veulent achever les blessés. Larrey s'interpose et empêche le massacre en armant ses blessés qui font feu sur les insurgés. Le chirurgien demande, par ailleurs, à Valladolid, la création d'un hôpital pour l'ennemi, ce qui constitue une première. En mars 1809, atteint de typhus, il doit s'aliter et, de fait, rentre à Paris. Le 18 septembre 1808 naît son deuxième fils, Félix-Hippolyte, qui aura un parcours médical similaire à son père, mais auprès de Napoléon III.
En mai de cette année-là, à Essling, il ampute le général Lannes qui décède 8 jours après. Très attaché à cet homme, Larrey accuse le coup. En juillet, à Wagram, il opère 1 200 blessés et pratique 300 amputations. 45 seulement décèdent. Napoléon en fait un baron d'Empire et lui attribue une rente annuelle de 5 000 francs. Il utilise le froid pour anesthésier ses patients et entreprend de les évacuer aussitôt que possible pour éviter les infections de leurs plaies. Il écrit à sa femme cette année-là : *« Plus de 10 000 blessés sont passés dans nos ambulances, j'ai mis cinq jours et cinq nuits à opérer et à faire les pansements d'urgence... »* À la fin 1809, il reprend ses fonctions au Gros-Caillou. Au début de l'année 1812, Larrey publie ses *Mémoires* qu'il étoffe de nombreux recueils à

caractère strictement médical. Il envoie son livre aux monarques européens qui l'en félicitent, à commencer par Napoléon qui est le premier à le recevoir.

Le 12 février 1812, sur décret de l'Empereur, il succède à Heurteloup au poste de chirurgien en chef de la Grande Armée. Le 2 avril, il est à Berlin. Aussitôt, il ouvre une école de chirurgie et de premiers soins afin de former rapidement les jeunes chirurgiens nouvellement arrivés au service de santé. Alors que la Grande Armée s'engage lentement en Russie, la pénurie se fait déjà terriblement ressentir dans le service du chirurgien. En août, Larrey est sévèrement tancé par Napoléon pour la première fois, qui lui reproche la pénurie en matériel. Ne pouvant pas se défendre, le médecin décide de lui écrire et de se plaindre de l'intendance. Napoléon, quelques jours après, s'excuse et lui assure de son amitié. Habitué à être combatif et imaginatif, il brille particulièrement lors de cette campagne. Il ampute 200 hommes en un jour, lors de la bataille de la Moskova, dont une intervention est effectuée en moins de deux minutes. Pendant toute la durée de la campagne, il tient un journal d'une précision extrême. À Moscou, pourtant, Napoléon lui reproche de ne pas avoir su *« administrer sa partie. »* Malheureusement, tout manque. *« C'est à Larrey que revient le mérite d'avoir érigé en système, le principe de tri et du classement des blessés par ordre d'urgence lors de leur arrivée massive... »*, classification toujours en vigueur au XXe siècle, au cours des deux conflits mondiaux notamment. Lorsqu'il quitte la capitale, Larrey doit laisser les malades et blessés intransportables à la garde de quelques chirurgiens. La retraite des soldats français, harcelés de toutes parts, ressemble plus à une débâcle. Après le passage épique de la Bérézina où il est près de mourir sans l'intervention des hommes de la Grande Armée, ayant fait le choix de sauver un maximum de matériel et de blessés, après être passé à cet effet dans les derniers, Larrey rejoint Königsberg, le 21 décembre. Il est atteint de fièvre typhoïde. Grâce à de bons soins, il guérit. Le corps chirurgical de la Grande Armée a été détruit à 66 % suite à la campagne de Russie. Tout est à reconstruire.

Alors qu'une place se libère à l'Institut, il choisit de laisser Percy y être élu à sa place. Il intervient personnellement auprès du tsar Alexandre Ier pour qu'il rende sa liberté à Desgenettes en 1813, après qu'il ait été capturé. En 1813, il parvient à sauver 2 632 jeunes soldats, nouvelles recrues, du peloton d'exécution ordonné par l'Empereur lui-même, alors qu'ils sont convaincus de blessures volontaires, ceci à Lützen et à Bautzen où il réalise là, ce qui est considéré comme la première expertise médico-légale. Larrey démontre au sein d'un jury de chirurgiens et d'officiers supérieurs, avec une telle conviction qu'il s'agit de blessures involontaires par manque d'expérience, que Napoléon accepte de revenir sur sa décision. De mauvaise humeur, malgré tout, l'Empereur lui donne l'accolade à l'issue de cette affaire, mais quelques jours plus tard, comprenant qu'il allait commettre un crime impardonnable, il fait envoyer au chirurgien de nombreux présents et lui octroie une pension de 3 000 francs. Enfin, les statistiques du Service de santé relatées, dans ses *Mémoires*, par Larrey, sont exceptionnelles. En effet, il a sauvé 89 % de ses malades. Lorsque Napoléon abdique, Larrey décide de l'accompagner en exil, mais l'Empereur refuse estimant qu'il sera plus utile auprès des soldats de la Garde. De fait, il occupe toujours ses fonctions au Gros-Caillou et en tant qu'inspecteur général du Service de santé. Lorsque Napoléon revient en France, après s'être échappé, Larrey l'attend fidèlement. Pourtant, c'est Percy qu'il nomme au poste de chirurgien en chef de la Grande Armée. Blessé, il refuse de suivre l'armée et se cloître chez lui. Pourtant, les arguments impériaux ont vite raison de lui. Il finit par rejoindre la Garde.

Au cours de la bataille de Waterloo, alors qu'il est au feu à reçupérer et soulager les blessés, Wellington l'aperçoit, et fait en sorte que la zone où le chirurgien se trouve ne soit plus menacée par les tirs de ses hommes. Blessé et capturé, il est à deux doigts d'être exécuté, mais identifié, Blücher, reconnaissant que Larrey ait sauvé son fils en 1813, le raccompagne à Louvain (Dupont, 1999). Après une inspection des hôpitaux de Bruxelles, il gagne Paris qu'il rejoint le 15 septembre 1815.

Sous la Restauration, il devient chirurgien de la Garde royale après avoir été tout de même quelque peu inquiété. Il est démis de ses fonctions d'inspecteur général du Service de santé. En 1815, il est question de le déchoir de son poste hospitalier, ce qui constitue une mesure très grave. Il rédige un rapport faisant le bilan de sa carrière qui est remis à la Commission d'examen qui doit statuer sur son sort. Il obtient gain de cause et est maintenu dans ses fonctions, le 27 novembre 1815. Toutefois, il ne perçoit qu'une demi-solde. Il

ne recouvre l'intégralité de sa pension qu'en 1818. Il est élu à l'Académie royale de médecine, à sa création, en 1820, à l'Académie des sciences en 1829, 25 ans après sa première candidature, où il succède à Pelletan. De 1826 à 1836, il est professeur à l'École militaire du Val-de-Grâce. En 1826, il voyage avec son fils en Irlande, en Angleterre, puis en Écosse où il rencontre ses confrères britanniques qui l'accueillent avec joie et honneur. Lors de la révolution de 1830, il est encore chirurgien en chef de l'hôpital du Gros-Caillou. Il soigne les blessés des émeutes de juillet 1830. Il s'interpose et refuse de livrer ses patients. Il est promu chirurgien en chef de l'hôtel royal des Invalides en 1831, après avoir réintégré sur l'ordre de Louis-Philippe, le Conseil de santé. En 1832, il structure le Service de santé belge, à la demande du roi des Belges. En 1835, il lutte contre le choléra lors de l'épidémie qui prolifère à Marseille. Devenu autoritaire, impatient et intolérant, il est missionné à l'étranger pour l'éloigner, puis mis à la retraite en 1838. Il en conçoit une profonde amertume. Il n'exerce plus alors qu'en privé. Affublé de son uniforme de Wagram, il est enfin évidemment présent lorsque les cendres de Napoléon sont rapatriées en France, en 1840.
Le 25 juillet 1842, il décède à Lyon, alors qu'il revient d'une tournée d'inspection harassante des hôpitaux d'Algérie. Il a été présent lors de toutes les campagnes de la Grande Armée : soit 25 campagnes, 200 affrontements, 40 batailles. Il a été blessé à six reprises au feu.
Humaniste confirmé, il ne compte pas son temps et n'économise jamais son énergie au service des blessés. Qu'ils soient amis ou ennemis d'ailleurs, peu lui importe. Napoléon le porte au plus haut dans son cœur et dans son estime. Il dit de lui, à Sainte-Hélène, avant de mourir, dans son testament où il lui lègue notamment la somme de 100 000 francs : *« C'est l'homme le plus vertueux que j'aie connu. Il a laissé dans mon esprit l'idée du véritable homme de bien. »* À Essling (1809), il n'hésite pas un seul instant à faire tuer ses propres chevaux pour en faire du bouillon qu'il donne à ses patients.
Il n'a jamais été, à son grand regret, professeur à la Faculté de médecine de Paris, car, semble-t-il, Desgenettes et Percy ont fait en sorte de rendre ce pieux rêve inaccessible. Il a postulé à cinq reprises pour des chaires diverses, mais ses candidatures ont toutes

été rejetées. Il a essayé de créer deux écoles de chirurgie, une à Madrid et une à Varsovie. Les deux projets ont malheureusement avorté. Les soldats de la Grande Armée le vénèrent. Alors sur le point de mourir, ils le sauvent au passage de la Bérézina, l'accueillent aux bivouacs, le réchauffent et le nourrissent. Larrey n'hésite pas à faire acte d'héroïsme. Comme en 1814, à la ferme d'Heurtebise où une ambulance sans protection est menacée par les cosaques, le médecin charge sabre au clair pour sauver 200 blessés. Sa pratique de l'amputation lui a permis de sauver plus de 75 % de ses blessés, mais surtout a évité la propagation du tétanos. Il s'est toujours insurgé contre la corruption chez les commissaires et au sein de l'administration du service de santé. Il n'hésitait pas à aller réveiller des généraux, la nuit pour obtenir des fournitures et était craint parce qu'il ne faisait la cour à personne. Tout le monde savait que, s'il n'obtenait pas ce qu'il voulait, c'est-à-dire le mieux pour ses blessés, il irait tout droit chez l'Empereur pour faire valoir ses récriminations. Dès l'âge de 19 ans, il avait été initié à la franc-maçonnerie. Il est membre associé des Académies de Vienne, Bruxelles, Munich, Iéna, Turin, Naples et Madrid. Ses livres ont été traduits en anglais, allemand et italien.

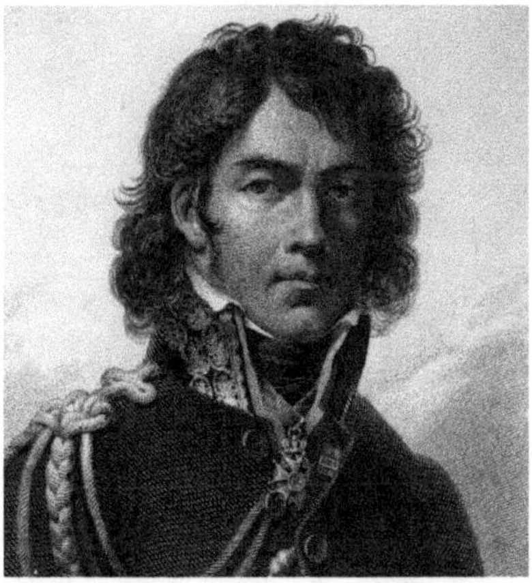

Dominique Jean Larrey (1766-1842) (© BIUS).

L'homme

Sa rigueur et sa méticulosité se retrouvent dans tous les domaines de sa vie. À Milan, en 1805, il écrit à Louis Guichard, le mari de sa nièce. Ils vivent chez le médecin, dans son hôtel de la rue Saint-Dominique. Dans sa lettre, il charge Louis de bien gérer les travaux prévus dans sa maison : en l'occurrence des travaux de tapisseries sur les fauteuils de son salon et de son bureau. Il lui demande aussi de donner moins de foin et d'avoine aux chevaux, de bien huiler les harnois et d'habituer ses chevaux à l'attelage du cabriolet.
C'est un homme très attaché à sa liberté d'esprit et à son indépendance. Au même neveu par alliance, il lui signale la date de son retour sur Paris dans une autre missive et lui intime l'ordre de ne pas révéler sa date de retour afin qu'il puisse se reposer quelques jours. Aux fastes de la vie publique, il prône ouvertement « une vie retirée et libre. » Sceptique, suite à l'apoplexie qui le frappe en 1816 qui le laisse paralysé du côté droit, il affirme son affection pour la pensée voltairienne : *« Le Mesrour de Voltaire avait perdu l'œil qui voit le mauvais côté des choses ; je suis borgne comme lui, mais c'est l'autre œil que j'ai perdu. » « J'ai si vous vous en souvenez l'esprit un peu de travers, et c'est toujours par le mauvais côté que je vois les affaires. »*
Carabin et grivois, ses écrits sont parfois crus. C'est le cas d'une missive envoyée au Dr Leclerc en 1793, un ami très proche où il s'exclame : *« eh ! bien, comment va la santé de votre sacrée carcasse ? Êtes-vous toujours comme un cheval, avec du galop dans le ventre ? avez-vous chié toute la matière morbidique de votre charogne ? »*
Le 28 juin 1814, il envoie un billet invitant des femmes de ses amies à une soirée qu'il organise. *« Mesdemoiselles Fanny la Merdeuse, Élisa la Glorieuse et Élise la Goinfreuse sont invitées à venir passer la journée, dimanche prochain à la Garenne*[2]*. je les prie d'avaler mon entier dévoiement. »*

---

[2] La Garenne (aujourd'hui La Garenne-Colombes, était sa propriété de campagne. Sa résidence principale était située au 197, rue Saint-Dominique. C'était un hôtel particulier.

Croyant, il ponctue ses phrases : *« la volonté de Dieu soit faite en la terre comme aux cieux. »* En 1817, dans une lettre au Dr Rignier, il ajoute : « Avant de partir pour le pays du Bon Dieu… »
Sans s'impliquer dans le mouvement révolutionnaire, toujours à son ami dans la même lettre, il réfute toute sympathie pour la rébellion vendéenne : *« je ne sais pas ou François a pris que j'allais être premier médecin de l'armée de la Vendée. il n'en est pas plus question que de l'an 40. je ne sais pas seulement s'il y a une organisation médicale dans cette armée. »*
Il aime le bon vin, la bonne chère. Il est ce qu'on appellerait aujourd'hui un bon vivant. Il organise des repas, des fêtes régulièrement. C'est un amateur de Champagne blanc ou rosé. Il aime la compagnie de ses amis. Au Dr Rignier, le 8 février 1811, il commente : *« J'ai quelque bon vin, dépêchez-vous ; vous l'aimez, Lanefranque aussi, moi aussi. Nous nous rappellerons à huis clos notre temps passé, votre patience à m'entendre, votre indulgence à me juger et notre commune amitié. »*
En 1802, il invite le citoyen Charles à un repas chez lui. Dans son billet, il fait preuve d'un humour certain : *« Si vous en faites partie, je ne vous connais pas d'excuses valables, ainsi acceptez ou craignez la colère d'un médecin. »*
Les artistes, les savants ou les notables de la Cour impériale acceptent tous de venir s'asseoir à la table de Corvisart. Le vin est bon, la cuisine, savoureuse.
Lorsque son état physique s'altère en 1816, il devient taciturne, amer et sceptique à la fois. Craignant de faire des erreurs de diagnostic, il cesse d'enseigner et de soigner. Éthique et moral, il fait un choix d'abandon cruel pour lui, mais il sait que son état ne lui permet plus d'exercer sans risque pour le malade. Dans sa dignité d'homme, il choisit sans hésitation le patient.
Les dernières années de sa vie seront consacrées à son déclin. Il se regarde mourir. À son ami le Dr Rignier, il écrit : *« Le mal physique et le mal moral nous assiègent, voilà ce qu'il y a de trop clair : à quand la guérison ? jamais, voilà ce qu'il y a de plus triste. »*

Les descendants célèbres

. Lucien Corvisart (1824-1882)

Lucien Corvisart est né à Thonne-la-Long dans la Meuse, le 9 juin 1824. Il est le petit-neveu de Jean-Nicolas. Étudiant en médecine, il reçoit la Légion d'honneur le 23 août 1848 pour sa conduite pendant les journées insurrectionnelles de la même année, où il est blessé.

Cette année-là, reçu interne des hôpitaux de Paris en décembre, il soutient sa thèse de doctorat à la Faculté de médecine de Paris en 1852. Elle est intitulée *De la contracture des extrémités ou tétanie*. Il commence à publier dès 1852 des travaux sur la digestion et les nutriments ainsi que sur les effets thérapeutiques de la « poudre nutrimentive » (= pepsine acidifiée) dans les cas de dyspepsie ou de consomption. Il devient un précurseur de la digestion artificielle en médecine.

À cette époque, il entreprend des recherches sur la transformation des aliments. Il s'attarde sur l'action du pancréas sur les aliments azotés. Pour cela, il est promu officier de la Légion d'honneur, le 16 juin 1856. Lucien Corvisart, dans les dédicaces de sa thèse, parle du fils de Jean-Nicolas Corvisart, le baron Scipion Corvisart (1790-1866) (neveu et fils adoptif), chef d'escadron de cuirassiers, comme de son « second père ». Il obtient de plus la réversion du titre de son cousin, sans postérité, et sera fait baron d'Empire le 1er juin 1867.

Il est attaché à la maison de Napoléon III et est nommé en 1853 médecin par quartier, en 1860 médecin ordinaire et en 1866 adjoint au Premier médecin qui est alors Henri Conneau. Proche de la famille impériale, il suit Napoléon III lors de la bataille de Sedan, partage sa captivité au château Wilhelmshöhe de septembre 1870 à mars 1871, puis son exil à Chislehurst en Angleterre. Il demeure au service de l'Impératrice et du Prince impérial après la mort de l'Empereur.

Lucien Corvisart décède brutalement le 24 décembre 1882, à Paris, dans le 8e arrondissement. Il laisse trois enfants, Charles Corvisart (1857-1939), dit Scipion, Gaston Corvisart (1858-1895) et Lucie Corvisart (1859-1895).

. Charles Corvisart (1857-1939)

Charles Corvisart est né au château de Saint-Cloud, le 29 juin 1857. Il est, avec le général Conneau, fils du Premier médecin de Napoléon III, le compagnon de jeu du Prince impérial. Le 29 octobre 1877, il entre à Saint-Cyr. Il rejoint la cavalerie.

En 1883, il épouse Marie Bigon de la Prévoterie avec qui il aura trois enfants.

De janvier 1900 à juillet 1904, devenu lieutenant-colonel et attaché militaire à la légation de Tokyo au Japon, il suit les opérations de la guerre russo-japonaise. Il y apprend le japonais. C'est ainsi qu'il traduit et annote le *Règlement du 14 octobre 1907 sur le service en campagne dans l'armée japonaise, suivi des prescriptions pour les manœuvres*. Puis, il quitte l'Asie, mais reste accrédité auprès de la légation de France en Corée jusqu'en décembre 1908. Le 24 juin 1906, il est nommé colonel. Le 28 juillet 1911, il est nommé général de brigade. Il commande une brigade de dragons lorsque la Grande Guerre éclate. Le 8 février 1915, il est placé à la tête d'une brigade d'infanterie, puis, le 14 juin suivant, à la tête de la 123e division. Le 30 avril 1917, il est nommé au commandement du 16e corps d'armée. Le 1er octobre 1917, il est promu Grand officier de la Légion d'honneur. Le 2 septembre 1919, il est attaché à l'ambassade de France à Londres et est chef de la mission militaire française au Royaume-Uni. À partir de 1919, il rejoint la réserve. Il décède le 7 mai 1939.

Blasons de la famille Corvisart

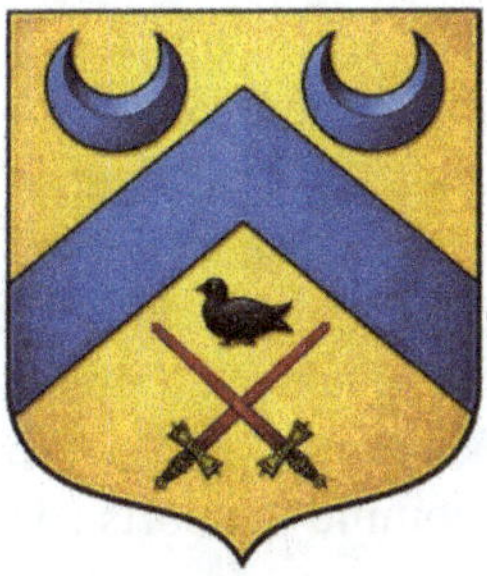

Blason de Henry de Corvisart anobli par Louis XIV en 1668
(© Lionel Sandoz).

Description
Le blason de la famille Corvisart-Montmarin (ou Montmartin ; les deux orthographes sont acceptées) est décrit comme suit : *« D'or, au chevron d'azur, accompagné en chef de deux croissants du même et en pointe d'une merlette de sable, surmontant deux épées de gueules, passées en sautoir. »*
Supports : deux lions d'or.
Ce blasonnement combine un écu principal (chevron, croissants, merlette) avec un élément brochant (les épées croisées en sautoir, souvent signe d'une augmentation d'honneur militaire ou nobiliaire)[3]. Les supports (deux lions d'or) indiquent un statut élevé, typique des armoiries de familles titrées ou seigneuriales.

[3] Avec l'aimable autorisation de M. Lionel Sandoz, Armorial.org.

Symbolique du blason

- L'or (champ principal) : richesse, générosité, élévation.
- Le chevron d'azur : protection, soutien (figure architecturale symbolisant un toit ou un soutien familial).
- Les deux croissants d'azur en chef : accroissement progressif, lune croissante (souvent symbole d'espérance, de croissance ou d'alliance avec des motifs islamiques ou orientaux dans l'héraldique ancienne).
- La merlette de sable en pointe : oiseau héraldique sans bec ni pattes, symbole de courage et d'obstination (la merlette « noire » évoque aussi la persévérance face à l'adversité).
- Les deux épées de gueules passées en sautoir (brocantes sur le tout) : élément militaire, honneur au combat, croix de guerre ou augmentation pour faits d'armes (rouge = force, sang versé).
- Les deux lions d'or comme supports : force, courage, royauté, noblesse protectrice[4].
- L'ensemble suggère une famille alliant sagesse/protection (chevron et croissants), persévérance (merlette) et bravoure militaire (épées et lions), avec une possible référence à des services rendus à la couronne.

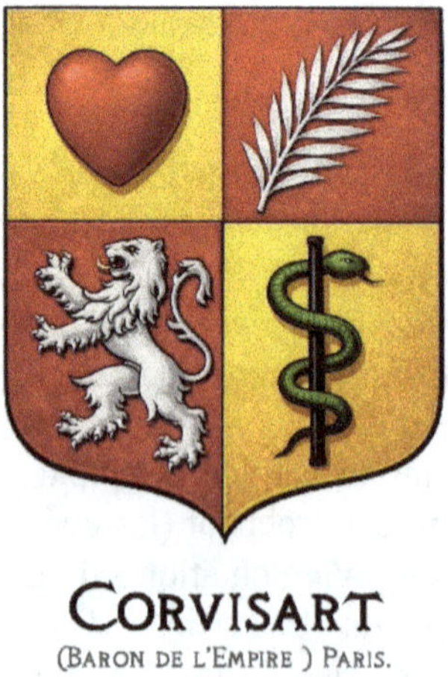

Blason de Jean-Nicolas Corvisart anobli par Napoléon Ier en 1808 (© Lionel Sandoz).

[4] Avec l'aimable autorisation de M. Lionel Sandoz, Armorial.org.

Armoiries
« Écartelé : au 1, d'or, à un cœur de gueules ; au 2, de gueules, à une palme d'argent ; au 3, de gueules, au lion d'argent ; au 4, d'or, à un bâton d'Esculape, la verge de sable, le serpent de sinople. »
Sur le tout, les armes de Corvisart-Montmarin.
Supports : deux aigles.
Devise : Franc et droit (Armes de baron de l'Empire, 1808)[5].

Variantes
« Écartelé : au I, d'or au cœur de gueules ; au II, du quartier des barons tirés des corps savants ; au III, de gueules au lion d'argent ; au, IV d'argent au serpent de sinople enlaçant une cotice alésée de sable (bâton d'Esculape) en pal. »
(Armes de baron de l'Empire).

Autres
« Écartelé : au 1, d'or à un cœur de gueules posé en abîme ; au 2, de gueules à la palme d'argent posée en bande ; au 3, de gueules au lion d'argent ; au 4, d'argent à la verge de sable tortillée d'un serpent de sinople. »

Autres
« Écartelé : au 1, d'or, au cœur de gueules en abîme ; au 2, de gueules, à la palme d'argent ; au 3, de gueules, au lion rampant d'argent ; au 4, d'argent, à la verge de sable tortillée d'un serpent de sinople ; sur le tout d'or au chevron d'azur accompagné en chef de deux croissants du même et en pointe de deux épées de gueules passées en sautoir, les pointes en haut, surmontées d'une merlette de sable. »

Symbolique du blason
Le blason des Corvisart intègre des éléments symboliques liés à l'histoire familiale et à la profession médicale.
- Le cœur de gueules sur fond d'or évoque le « cor » (cœur en latin), rappelant l'étymologie possible du nom et l'expertise cardiologique de Jean-Nicolas Corvisart.

---

[5] Avec l'aimable autorisation de M. Lionel Sandoz, Armorial.org.

- La palme d'argent symbolise la victoire et la gloire, en référence aux services rendus à l'Empire.
- Le lion d'argent représente le courage, la force et la noblesse, qualités attribuées aux figures familiales.
- Le bâton d'Esculape (verge de sable avec serpent de sinople) est un emblème classique de la médecine, honorant la fonction de médecin impérial.
- Les croissants d'azur pourraient signifier la croissance ou des alliances familiales, tandis que la merlette de sable (oiseau sans bec ni pattes) indique une lignée cadette ou une perte historique.
- Les épées passées en sautoir évoquent la justice ou le combat.
- Les supports (aigles ou lions) renforcent la puissance impériale et la loyauté légitimement revendiquée.
-L'ensemble reflète l'ascension sous Napoléon, avec un franc-quartier pour les barons des corps savants[6].

[6] Avec l'aimable autorisation de M. Lionel Sandoz, Armorial.org.

REMERCIEMENTS

- Xavier Riaud

Ma gratitude va au Pr Sylvain Rigal pour la qualité de son écriture et sa belle préface.

Je tiens à remercier mes amis de la Société napoléonienne internationale pour leur amitié et leur soutien depuis nos tout premiers contacts en 2006. Ils m'ont fait confiance. Je ne l'ai jamais oublié. Je pense en particulier au regretté Ben Weider, son ancien président, à Rowayda Guirguis, son ancienne secrétaire, à Pascal Cazottes, à David Markham, le nouveau président. Je n'oublie pas le professeur Eduardo Garzón-Sobrado, le président de l'Instituto Napoleónico México-Francia, ni le professeur Alex Mikaberidze, le président de la Société napoléonienne de Géorgie.

Avec tous mes remerciements également à M. Lionel Sandoz pour son aide précieuse et les documents fournis issus de son site Armorial.org.

Je tiens aussi à remercier et à féliciter le Dr Jean-François Lemaire pour son œuvre remarquable et admirable que j'ai bien souvent consultée. À ce médecin historien, je dis : *« Chapeau bas, Maître ! »*

Merci aussi au musée Fabre de Montpellier pour sa gentille et aimable contribution.

Il m'est essentiel de remercier mes maîtres, les Prs Simon Bérénholc, récemment parti, et François Resche, le regretté Dr Henri Lamendin et M. Thierry Feral. Sans oublier, tous ceux qui me soutiennent au quotidien dans mes travaux, voire qui y participent.

Mon affection est adressée aux deux femmes des Éditions L'Harmattan qui m'accompagnent, par leur travail et leur confiance en moi, depuis tant d'années maintenant, et sans qui rien n'aurait été possible : Mmes Virginie Hureau et Perrine Fourgeaud.

Je ne peux terminer sans dire tout l'amour que je porte à ma femme et mes enfants qui illuminent ma vie comme autant de soleils.

- *Michel A. Germain*
Une grande dette de gratitude me lie à tous ceux qui m'ont aidé dans mes efforts. La liste de celles et de ceux qui m'ont accompagné au fil de la préparation de cet ouvrage est longue et ne peut être citée dans son intégralité. Je souhaite citer les plus proches.
- Mon épouse, Anne, m'a prodigué tous ses encouragements. Elle m'a donné de son temps et surtout m'a supporté tout ce temps. Elle m'a soutenu par son écoute, son dynamisme et sa joie de vivre.
- M. Jérôme Van Wijland, directeur de la bibliothèque de l'Académie nationale de médecine (ANM) et M. Damien Blanchard, directeur du catalogage des fonds anciens et communication des archives à l'ANM. Sans oublier Mesdames les bibliothécaires de l'ANM, Léa Latchan, Isabelle Franceschi-Andouart et Irmine Casy.
- Tout particulièrement, je remercie le Dr Xavier Riaud, directeur de la Collection Médecine à travers les siècles aux Éditions L'Harmattan, membre de l'Académie nationale de chirurgie dentaire et membre de l'Académie nationale de chirurgie, pour son aide efficace, son travail de mise en page et ses corrections qui me sont inestimables. Je me suis inspiré, ici, des travaux du Dr Xavier Riaud qui sont légion sur la période napoléonienne.
- Les Éditions L'Harmattan
En acceptant mon livre, en lui donnant le soutien de sa puissante réputation, la célèbre maison, honneur de l'édition française, démontre avoir su préserver les plus belles traditions, le sens des responsabilités et la diffusion de la vérité.

BIBLIOGRAPHIE

Anonyme, « Le docteur Lucien Corvisart (1824-1882), baron du Second Empire, témoin d'une époque », in *https://bibliotheque.academie-medecine.fr*, 2024.

Almanachs impériaux, Testu & Cie imprimeurs, Paris, 1805 à 1813.

Aubry Octave, *La vie privée de Napoléon*, Bibliothèque napoléonienne, Tallandier (éd.), Paris, 1977.

Auenbrugger, J. L. Inventum novum ex percussione thoracis humani ut signo abstrusos interni pectoris morbos detegendi. Vindobonae, 1761.

Bibliothèque interuniversitaire de Santé (BIUS), communication personnelle, Paris, 2010.

Bosteels Jan, « Antoine Dubois, premier accoucheur de l'Impératrice Marie-Louise », in *Revue du Souvenir napoléonien*, 2019.

Bouchon L. A. & Grau D., « Jean -Nicolas Corvisart (1755-1821), Premier médecin de l'Empereur, commandeur de la Légion d'honneur, baron de l'Empire », in *http://www.napoleon-empire.net*, 2008-2010, pp. 1-3.

Castelot André, *Bonaparte*, Librairie académique Perrin, Paris, 1967.

Castelot André, *Napoléon*, Librairie académique Perrin, Paris, 1968.

Constant, *Mémoires intimes de Napoléon Ier*, Mercure de France (éd.), Paris, 2000.

Corlieu Auguste, *Centenaire de la Faculté de médecine de Paris (1794-1894)*, Alcan – Baillère – Doin – Masson (éd.), Paris, 1896.

Corvisart J.-N. *Nouvelle méthode pour reconnaître les maladies internes de la poitrine par la percussion de cette cavité*, traduite du latin de Auenbrugger avec un discours préliminaire. Paris : Migneret, 1808.

Cuvier Georges, *Recueil des éloges historiques lus dans les séances publiques de l'Institut royal de France*, F. G. Levrault (éd.), tome 3, Paris, 1827.

Davies M. K. & Hollman A., « Jean-Nicolas Corvisart (1755-1821) », in *Heart*, 1997 ; 78 : 4.

De Las Cases Emmanuel, *Mémorial de Sainte-Hélène*, Le Grand Livre du Mois (éd.), 4 tomes, Paris, 1999, réédition de la première version de 1822.

Dupont Michel, *Dictionnaire historique des médecins dans et hors de la Médecine*, Larousse (éd.), Paris, 1999.

Fabre André, *De grands médecins méconnus…*, L'Harmattan (éd.), Collection Médecine à travers les siècles, Paris, 2010.

Ganière Paul, *Corvisart*, Flammarion (éd.), Paris, 1951.

Ganière Paul, « La médecine et les médecins », in *Revue du Souvenir napoléonien*, oct. 1970, n° 256, pp. 14-16.

Ganière Paul, « Corvisart et la Faculté de médecine », in *Revue de la Société française d'histoire de la médecine*, 1989 ; 23(1) : 19-26.

Georgel Alcide, « Armorial de l'Empire français », in *http://www.euraldic.com* ou *Bibliothèque nationale de France*, Paris, 1869.

Gourdol Jean-Yves, « Jean-Nicolas Corvisart des Marets, Dricourt 1755 – Paris 1821, Premier médecin de Napoléon », in *http://www.medarus.org*, 2010, pp. 1-6.

Gourdol Jean-Yves (a), « Jean-Louis Baudelocque (1745-1810), médecin accoucheur », in *http://www.medarus.org*, 2010, pp. 1-3.

Gourdol Jean-Yves (b), « François-Joseph-Victor Broussais (1772-1838), médecin militaire français », in *http://www.medarus.org*, 2010, pp. 1-3.

Gourdol Jean-Yves (c), « Baron Guillaume Dupuytren (1777-1835), chirurgien et anatomiste français », in *http://www.medarus.org*, 2010, pp. 1-6.

Gourdol Jean-Yves (d), « Joseph Ignace Guillotin (1738-1814), médecin, humaniste et homme politique français », in *http://www.medarus.org*, 2010, pp. 1-12.

Gourdol Jean-Yves (e), « Théophile René Marie Hyacinthe Laennec (1781-1826), médecin français, découvreur du stéthoscope », in *http://www.medarus.org*, 2010, pp. 1-4.

Halls Dally J. F., « Life and Times of Jean-Nicolas Corvisart (1755-1821) », in *Proceedings of the Royal Society of Medicine*, 1941 March ; 34 (5) : 239-246.

http://www.histoire-empire.org, *Jean-Nicolas Corvisart (1755-1821), Premier médecin de Napoléon*, 2010, pp. 1-4.

http://napoleonbonaparte.wordpress.com, *Jean-Nicolas Corvisart (1755-1821), baron d'Empire*, 2008, pp. 1-7.

Laennec R.-T.-H. *De l'auscultation médiate, ou Traité du diagnostic des maladies des poumons et du cœur*. Paris : Brosson & Chaudé, 1819.

Lemaire Jean-François, « L'émulatrice faculté de médecine de Paris sous l'Empire », in *Revue du Souvenir napoléonien*, mars-avril 1994, n° 394, pp. 14-35.

Lemaire Jean-François, *Napoléon et la médecine*, François Bourin (éd.), Paris, 1992.

Lemaire Jean-François, *La médecine napoléonienne*, Nouveau Monde/Fondation Napoléon (éd.), Paris, 2003.

Marchioni J., *Place à Monsieur Larrey, chirurgien de la Garde impériale*, Actes Sud (éd.), Arles, 2003.

Musée Fabre, communication personnelle, Montpellier, 2012.

Pouliquen Thierry, « Maison de l'Empereur Napoléon », in *http://thierry.pouliquen.free.fr*, 2007, pp. 1-6.

Rabusson Corvisart Didier, « Avis au lecteur », in *Essai sur les maladies et les lésions organiques du cœur et des gros vaisseaux* par Corvisart J. N. (3e édition de 1818), Pariente (éd.), Paris, 1988, pp. 7-41.

Riaud Xavier, « Corvisart, Jean Nicolas (1755-1821), physician to the Emperor », in *Fondation Napoléon*, http://www.napoleon.org, 2011, pp. 1-2.

Riaud Xavier, « Antoine-François Fourcroy, un médecin et comte d'Empire, directeur de l'Instruction publique », in *Revue de l'AMOPA*, janvier-février-mars 2012, n° 195, pp. 31-32.

Riaud Xavier, *Napoléon Ier et ses médecins*, L'Harmattan (éd.), Collection Médecine à travers les siècles, Paris, 2012, 370 p.

Riaud Xavier, *Napoléon Ier et ses dentistes*, L'Harmattan (éd.), Collection Médecine à travers les siècles, Paris, 2016, 201 p.

Riaud Xavier, *La santé de Napoléon Ier*, L'Harmattan (éd.), Collection Médecine à travers les siècles, Paris, 2023, 152 p.

Riaud Xavier, collection privée, Nantes, 2025.

Sandoz Lionel, « Blason Corvisart-Montmarin », in *Armorial.org*, 2026.

Sandoz Lionel, « Blason Corvisart », in *Armorial.org*, 2026.

Table des matières

PUBLICATIONS DES MÊMES AUTEURS

MICHEL A. GERMAIN

- *René Leriche, pionnier de la chirurgie vasculaire*, Glyphe (éd.), 2008. Prix Littré.
- *L'épopée des gants chirurgicaux*, L'Harmattan (éd.), 2012.
- *Musiciens célèbres malades.* Pourrait-on les sauver aujourd'hui ?, L'Harmattan (éd.), 2015.
- *Les tables d'opération de l'Antiquité à nos jours*, L'Harmattan (éd.), 2016.
- *Frédéric Chopin, un génie musical face à une maladie rare : la mucoviscidose*, L'Harmattan (éd.), 2018.
- *La main du chirurgien*, Fiacre (éd.), 2020. Prix Suzanne Rafflé, Groupement des Écrivains médecins.
- *Enseigner aujourd'hui. Le partage de son savoir*, 2021. Prix Jean-René Cruchet, Académie nationale des Sciences, des Belles Lettres et Arts de Bordeaux.
- *La lymphe. De l'Antiquité au XXIe siècle*, L'Harmattan (éd.), 2023.
- *L'or du monde.* Livre de poèmes. Vérone, 2025. 1er Prix Clément Marot de Poésie, Groupement des Écrivains médecins.
- *Les pionniers de la microchirurgie*, L'Harmattan (éd.), 2025.

Le Pr Michel Germain a publié plus de 60 livres et reçu de nombreuses récompenses illustres (Prix de l'Académie nationale de médecine (1977, 1995), de l'Académie nationale de chirurgie (1973), du Royal Physicians and Surgeons of Canada (1993)).

XAVIER RIAUD

- *Première Guerre mondiale et stomatologie : des praticiens d'exception...*, L'Harmattan (éd.), Collection Médecine à travers les siècles, Paris, 2008, 220 p.
- *Napoléon Ier et ses médecins*, Coll. Médecine à travers les siècles, L'Harmattan (éd.), Paris, 2012. Prix de l'AAMSSA 2012.
- *Les dentistes américains dans la guerre de Sécession (1861-1965)*, L'Harmattan (éd.), Collection Médecine à travers les siècles, 2e édition, Paris, 2012, 218 p.
- *Napoléon Ier et ses dentistes*, L'Harmattan (éd.), Collection Médecine à travers les siècles, Paris, 2016, 201 p.

- *ADN, dents et maladies*, L'Harmattan (éd.), Collection Médecine à travers les siècles, Paris, 2018, 112 p.
- *Commémoration des 75 ans de l'Ordre national des Chirurgiens-dentistes*, Rééditions des Bulletins de 1945, commentée par le Dr Xavier Riaud sous la direction du président Serge Fournier, L'Harmattan (éd.), Collection Médecine à travers les siècles, Paris, 2021. Médaille de vermeil du Conseil national de l'Ordre des Chirurgiens-dentistes 2022. Prix Georges Villain d'histoire de l'art dentaire 2021. Prix « Ouvrage remarqué » de l'Académie vétérinaire de France 2022.
- *Grands dentistes résistants – Pour la France !*, L'Harmattan (éd.), Collection Médecine à travers les siècles, Paris, 2022, 242 p.
- *La santé de Napoléon Ier*, L'Harmattan (éd.), Collection Médecine à travers les siècles, Paris, 2023, 152 p.
- *Pr Jean-Michel Dubernard (1941-2021). Un chirurgien au service de l'Homme*, sous la direction de Philippe Marre et Xavier Riaud, L'Harmattan (éd.), Collection Médecine à travers les siècles, Paris, 2e éd., 2024. Prix Pierre-Juste Cadiot de l'Académie vétérinaire de France, 2024.
- *De l'École odontotechnique de Paris à l'U. F. R. Odontologie – 50 ans d'Entretiens de Garancière*, sous la direction de l'Association Universitaire d'Odontologie Garancière, Commentaires de Xavier Riaud, L'Harmattan (éd.), Collection Médecine à travers les siècles, Paris, 2025. Médaille de l'Association universitaire d'Odontologie de Garancière. Prix Georges Villain d'histoire de l'art dentaire 2025.

Le Dr Xavier Riaud a publié plus de 45 livres et reçu de nombreuses récompenses illustres (Prix de l'Académie nationale de chirurgie dentaire (1998), de l'International Napoleonic Society (Canada ; 2006, 2010, 2012)).

Structures éditoriales du groupe L'Harmattan

L'Harmattan Italie
Via degli Artisti, 15
10124 Torino
harmattan.italia@gmail.com

L'Harmattan Hongrie
Kossuth l. u. 14-16.
1053 Budapest
harmattan@harmattan.hu

L'Harmattan Sénégal
10 VDN SICAP AMITIE 3
BP 45034 Dakar-Fann
direction@senharmattan.com

L'Harmattan Cameroun
Tsinga/Derrière polyclinique FECAFOOT
BP 11486 Yaoundé
Jacques.koukam@harmattan.fr

L'Harmattan Burkina Faso
Villa 281, secteur 23 623, rue 14.32
Ouagadougou
zagbie@outlook.fr

L'Harmattan Guinée
Almamya, rue KA 028 OKB Agency
BP 3470 Conakry
harmattanguinee@yahoo.fr

L'Harmattan RDC
185, avenue Nyangwe
Commune de Lingwala – Kinshasa
matangilamusadila@yahoo.fr

L'Harmattan Congo
219, avenue Nelson Mandela
BP 2874 Brazzaville
deunovmikhael@gmail.com

L'Harmattan Mali
Immeuble Mgr Jean Marie Cissé
Aci Hamadallaye
BP 145 Bamako
syllaka@yahoo.fr

L'Harmattan Togo
Djidjole – Maison Amela
face EPP BATOME
02 BP 20680 Lomé
didieramela11@gmail.com

L'Harmattan Côte d'Ivoire
Résidence Karl – Cité des Arts
Abidjan-Cocody
03 BP 1588 Abidjan
harmattan.ivoire@gmail.com

L'Harmattan Bénin
Rue 604, (Immeuble à l'entrée
de la rue UCAO- Cite de Saint-Jean)
Cotonou
stepcorpus@gmail.com

Nos librairies en France

Librairie internationale
16, rue des Écoles
75005 Paris
librairie.internationale@harmattan.fr
01 40 46 79 11
www.librairieharmattan.com

Librairie des savoirs
21, rue des Écoles
75005 Paris
librairie.sh@harmattan.fr
01 46 34 13 71
www.librairieharmattansh.com

www.ingramcontent.com/pod-product-compliance
Lightning Source LLC
LaVergne TN
LVHW021229061026
849535LV00008B/2991
* 9 7 8 2 3 3 6 6 0 2 5 8 5 *